Dr. Michael Bohne
Gudrun Klein

Feng Shui gegen das nächtliche Gerümpel im Kopf

Besser schlafen mit Energetischer Psychologie

Rowohlt Taschenbuch Verlag

Hinweis:

Dieses Buch soll Ihnen bei der Bewältigung unangenehmer Emotionen, die mit Schlafstörungen in Verbindung stehen, helfen. Meist sind die Ursachen Probleme, wie sie die meisten Menschen in ihrem Alltag kennen. Das Buch ist aber nicht als alleinige Maßnahme zur Therapie behandlungsbedürftiger psychischer oder psychiatrischer Probleme oder Erkrankungen gedacht. Wer mittels der beschriebenen Übungen und Klopftechniken seine Schlafstörungen oder andere Themen angeht, tut dies natürlich auf eigene Verantwortung. Autoren und Verlag beabsichtigen nicht, individuelle Diagnosen zu stellen oder dezidierte Therapieempfehlungen zu geben.

Wer professionell Patienten oder Klienten mittels der Energetischen Psychologie oder PEP behandeln möchte, sollte trotz der bisweilen einfach anmutenden Techniken unbedingt eine Fortbildung absolvieren.

Im Rahmen eines Coachings, einer Psychotherapie oder einer medizinischen Behandlung kann das vorliegende Buch in Absprache mit dem Arzt, Behandler, Coach oder Psychotherapeuten gut als Anleitung zur emotionalen Selbsthilfe bei Schlafstörungen und anderen emotionalen Energieräubern fungieren.

Originalausgabe · Veröffentlicht im Rowohlt Taschenbuch Verlag, · Reinbek bei Hamburg, Januar 2012 · Copyright © 2012 by Rowohlt Verlag GmbH, Reinbek bei Hamburg · Lektorat Bernd Gottwald · Umschlaggestaltung ZERO Werbeagentur, München · (Umschlagabbildungen: plainpicture/Narratives/Jon Day, FinePic, München) · Illustrationen Marcus Zimmermann, deluzi, Berlin, www.deluzi.de · Satz Quadraat (InDesign) bei Pinkuin Satz und Datentechnik, Berlin · Druck und Bindung Druckerei C. H. Beck, Nördlingen · Printed in Germany · ISBN 978 3 499 62788 0

Inhalt

Einleitung

Heute leiden ein Viertel bis die Hälfte der Menschen unter Schlafstörungen. Bedenkt man, dass Schlafstörungen enorme Energieräuber sind und Menschen mit Schlafstörungen Gefahr laufen, eine psychische Erkrankung, wie z. B. eine Depression, zu entwickeln, so wird klar, welche immense Bedeutung dieses Thema für unsere Gesellschaft und für den Einzelnen hat. Auch die Themen Burn-out und Stress haben eine direkte Verbindung zu Schlafstörungen. Letztlich sind ein erfülltes Leben und andauerndes inneres Glück kaum vorstellbar, wenn ein Mensch anhaltend unter quälenden Schlafstörungen leidet.

Dieser Befund ließ es wichtig erscheinen, ein Buch zum Thema Schlafstörungen und deren Überwindung zu schreiben, welches sich durch zwei Hauptaugenmerke auszeichnet. Erstens sollte es ermöglichen, Menschen mit Schlafstörungen direkt etwas an die Hand zu geben, was sie selbst anwenden können, und zweitens schien es an der Zeit, bei Schlafstörungen nicht nur auf die Nacht, sondern auch auf das Leben am Tag zu schauen. Viele Schlafstörungen haben ihre Gründe nämlich am Tag. Das Buch sollte natürlich im besten Sinne auch aufklären, jedoch nicht in Erklärungen steckenbleiben, sondern eine praktische Handlungsanleitung für Schlafstörungsgeplagte liefern.

Als wir uns über den Titel eines solchen Buches Gedanken machten, kam sehr schnell die Idee auf, die Metapher der *Kopfentrümpelung* ein zweites Mal zu bemühen. Nachdem mein Buch *Feng Shui gegen das Gerümpel im Kopf* ein so großer Erfolg geworden ist, wurde klar, dass die Metaphern *Kopfentrümpelung* und *Feng Shui* viele Leserinnen und Leser erreicht hatten. Diese beiden Begrifflichkeiten waren also geeignet, Vorstellungstüren für Neues oder bislang Unerklärliches im Denken, Fühlen und Handeln von Leserinnen und Lesern zu öffnen. Hier soll bereits an dieser Stelle darauf hingewiesen werden, dass wir das Thema Kopfentrümpeln trotz populärer Benennung sehr ernst nehmen und ausführlich darstellen werden, das Thema Feng Shui dient uns dabei lediglich als Metapher für gute innere Energie, also für Achtsamkeit im Umgang mit sich selbst, seinen eigenen bewussten und unbewussten Regungen und Bedürfnissen und den Beziehungen zu anderen Menschen. Bitte erwarten Sie also kein explizites Feng-Shui-Buch.

Es war bei der Konzeption des Buches auch klar, dass wir die Klopftechnik, die auch Energetische Psychologie genannt wird, unbedingt wieder mit an Bord haben wollten, ist sie doch aus der Erfahrung der letzten Jahre eine der wirksamsten und am leichtesten anzuwendenden Techniken für emotionale Selbsthilfe und wirksames Stressmanagement. Aus Sicht eines wissenschaftsorientierten Arztes und Psychotherapieausbilders war es mir in den letzten Jahren jedoch wichtig, die ursprünglichen Konzepte der Energetischen Psychologie umfassend zu überarbeiten und weiterzuentwickeln. Auch dabei wurde jede Menge Ballast über Bord geworfen. Von diesem Projekt soll hier jedoch nicht die Rede sein.

Warum nun also klopfen? Gefühle haben sehr viel mit Körperwahrnehmung zu tun. Deshalb erscheint es nur folgerichtig, den Körper bei der Veränderung negativer Gefühlszustände einzubeziehen. Ein aus der Akupunktur und der Traditionellen Chinesischen Medizin weiterentwickelter Ansatz, die sogenannte Energetische Psychologie, nutzt das Klopfen von Akupunkturpunkten zur Überwindung von emotionalen Problemen. In der Energetischen Psychologie werden durch Selbstwirksamkeitserfahrungen wie Selbstbeklopfen verschiedene neuronale Stimulationen und Selbstakzeptanzstrategien sowie die emotionalen und gedanklichen Verarbeitungsprozesse günstig beeinflusst. Negative und störende Emotionen und einschränkende Gedanken und Selbstsabotagemuster werden so sehr wirkungsvoll und in oft erstaunlich kurzer Zeit behandelt bzw. aufgelöst. Daraus ergeben sich tiefgreifende Wirkungen und Veränderungen. Aus neurobiologischer Sicht werden durch eine multiple neuronale Stimulation (Klopfen, Augenrollbewegungen, Summen, Zählen, Affirmationen-Aussprechen etc.) bestimmte Wahrnehmungsmuster durchbrochen und aufgelöst. Die dysfunktionale negative Steuerungsgewalt des limbischen Systems, also des Gefühlshirns, wird unterbrochen, was zu einer vernunftorientierteren Einschätzung und Reaktion führt. Einschränkende Glaubenssätze können in zieldienliche Kognitionen transformiert werden. Durch einen selbstakzeptierenden Umgang mit unliebsamen Persönlichkeitsanteilen und dysfunktionalen Selbstbeziehungsstrategien wird die Wahrscheinlichkeit für eine anhaltende positive Veränderung deutlich erhöht.

Manche Menschen finden es vielleicht eigenartig und irgendwie peinlich, bei Schlafstörungen oder bei den dahinterliegenden Problemen auf bestimmte Akupunkturpunkte ihres Körpers zu klopfen, und belächeln diese Technik. Es sieht vielleicht wirklich etwas ungewöhnlich aus, wenn man sein Gesicht, seinen Brustkorb oder seine Finger beklopft. Wir haben eben wenig bis keine Referenzerfahrungen im Alltag mit der Beklopfung unseres Körpers zur Verbesserung unserer Gefühle gemacht. Seien Sie einfach experimentierfreudig und neugierig. Wir sind sicher, es wird sich für Sie lohnen.

Wer sich vertieft für das Klopfen interessiert, sei auf meine Bücher (Bohne 2008 und 2010) verwiesen. Hier sollen das Klopfen, die Übungen zur Verbesserung der Selbstbeziehung und die sogenannten Big-Five-Lösungsblockaden, wie sie für Selbstanwender sinnvoll und hilfreich sind, genutzt werden. Das Klopfen sozusagen als Entrümpelungshilfe für nächtliche Schlafräuber und Energieräuber am Tag. Deshalb werden hier auch keine Erklärungen zu Entstehungsgeschichte und Wirkweise des Klopfens gegeben.

Als der Verlag und ich planten, ein Buch zum Thema Schlafstörungen zu schreiben, war mir klar, dass ich noch eine Expertin mit ins Boot nehmen wollte, die sich intensiv und ausführlich mit dem Thema Schlafstörung und deren Überwindung beschäftigt hatte. Meine Kollegin Gudrun Klein hat als Psychologin, Psychotherapeutin und Ausbilderin in einem von ihr gegründeten psychotherapeutischen Ausbildungsinstitut sehr viel Erfahrung mit diesem Thema. Sie ist hier die Expertin für Schlafstörungen, von ihr stammen auch die Fallgeschichten.

Nun wünsche ich Ihnen ein erfolgreiches Entrümpeln von Schlafräubern und anderen Quälgeistern. Es kann sein, dass Sie danach nicht nur wieder gut schlafen werden, sondern sich auch von so manch störenden Energiefressern verabschiedet haben und somit Ihre Lebensqualität insgesamt zunimmt.

Ihr Michael Bohne

Ein Buch über Schlafstörungen in Händen zu halten bedeutet, damit auf irgendeine Weise ein Problem zu haben, denn warum sollten Sie sich sonst dafür interessieren? Es bedeutet aber auch, aktiv etwas gegen sein Problem zu unternehmen, und damit sind Sie schon auf einem guten Weg, Ihre Schlafstörungen zu überwinden.

Ein Buch über Schlafstörungen zu schreiben bedeutet, ein eigenes Interesse an dem Thema und etwas Neues anzubieten zu haben, denn warum sollten wir uns sonst die Mühe machen?

Schlafstörungen kommen weit häufiger vor, als es den meisten Menschen bewusst ist. In meiner psychotherapeutischen Praxis wie auch im Coaching bin ich sehr oft mit diesem Thema konfrontiert. Ich habe gelernt, es nicht zu unterschätzen. Schlafstörungen sind sehr oft Warnzeichen der Psyche und des Körpers, bevor es zu seelischen oder körperlichen Dauerproblemen kommt. Diese Symptome sind Vorläufer von Depressionen, Burn-out und vielen psychosomatischen Erkrankungen.

Die Beschäftigung mit dem Thema Schlafstörungen hat aber auch mit meiner persönlichen Entwicklung zu tun. Mit 13 Jahren hatte ich Schlafstörungen. Ich konnte nur noch nach Mitternacht einschlafen und litt darunter. Ich erfand für mich Hilfestellungen zum Einschlafen. Dazu zählten Augenbewegungen, Atemübungen und ein besonderes Mantra. Es hatte mir niemand beigebracht, sondern ich hatte es aus der Not geboren. Wenn mir damals schon jemand gesagt hätte, dass Jugendliche üblicherweise erst sehr viel später einschlafen als Erwachsene, wäre mir sehr geholfen gewesen. Später dann habe ich in verschiedenen Kliniken mit Patienten gearbeitet, welche gehäuft unter Schlafstörungen litten. In meiner psychotherapeutischen Praxis, aber auch im Coaching tauchten die Schlafprobleme auf. Ich wusste ja aus eigener Erfahrung, wie belastend es ist, und habe mich immer dafür interessiert.

Mein Ziel ist es, rechtzeitig gegenzusteuern und dadurch Gesundheit zu fördern. Dafür ist es hilfreich, die Zeichen der Schlafstörung für jeden Einzelnen verstehbar zu machen. Es ist ein bisschen so, als wenn man eine Fremdsprache lernte. Der Körper spricht in seiner Sprache mit uns, und es ist gut, wenn wir uns bemühen, ihn zu verstehen. Zu diesem Verständnis kann das Anfangskapitel, das sich mit der Wirkungsweise des Schlafes beschäftigt, möglicherweise aufschlussreich sein. Wissen und Verstehen machen uns Menschen freier.

Die Metapher des Feng Shui als gute innere Energie, als Achtsamkeit im Umgang mit sich selbst, seinen eigenen bewussten und unbewussten Regungen und Bedürfnissen und den Beziehungen zu anderen Menschen und dem Gegenteil, dem Ansammeln von Müll, welchen es zu entrümpeln gilt, soll hier als Bild dienen, humorvoll, aber doch auch effektiv mit sich selbst umzugehen. Das Kapitel 2 spannt den Bogen zu dem Erleben am Tag. Eine Schlafstörung entsteht nicht in der Nacht, sondern durch das, was wir am Tag angesammelt und nicht verarbeitet haben. Ein guter Kontakt zu unserem Verhalten, Erleben und Fühlen am Tag lässt eine Schlafstörung meist gar nicht erst entstehen. Hier ist im Zweifelsfall wieder Übersetzungsarbeit nötig.

Wenn wir uns dann noch damit beschäftigen, wie es dazu kommt, dass wir so viel ansammeln, was uns nachts den Schlaf raubt (Kapitel 3), dann haben wir schon viel zum Verstehen des Problems erreicht und damit einen Ansatzpunkt zum Handeln.

Da es sich hier aber oft um Körperreaktionen handelt, reicht das bloße Verstehen nicht aus. Das emotionale Erfahrungsgedächtnis unseres Körpers braucht auch eine Ansprache, und diese kann besonders effektiv mit der in Kapitel 5 anschaulich gemachten Energetischen Psychologie erfolgen. Hier bekommen Sie als Leser eine effektive Methode an die Hand, selbstwirksam auf ihre Schlafstörung einzuwirken. Sie können damit gleich loslegen und schnell erproben, ob es auch für Sie hilfreich ist. Ein wenig Geduld, sich auf die Übungen einzulassen, ist eventuell nötig, die Belohnung ist in der Nacht eine wirksame Hilfe, schlafen zu können, und am Tag, Belastendes zu lösen, anstatt es anzusammeln.

Das vierte Kapitel gibt die Gelegenheit, Verhaltensweisen am Tag und am Abend kennenzulernen, welche einen guten Schlaf wahrscheinlicher machen oder welche hinderlich für den Schlaf sein können.

Neu an diesem Buch im Vergleich zu anderen Schlafratgebern ist, für den Leser eine Verbindung zwischen dem Verhalten am Tag und Schlafproblemen in der Nacht nachvollziehbar herzustellen. Die konsequente Anwendung der Energetischen Psychologie am Tag und Nutzung in der Nacht gibt dem Leser eine effektive neue Technik an die Hand, zu einem guten Schlaf zu gelangen. Hierfür ist kein weiteres Vorwissen, als in dem Buch dargestellt ist, nötig. Einzig Neugierde und ein übendes Sich-vertraut-Machen mit der Technik sind also hilfreich. Dieses Buch bietet Gelegenheit, auszuprobieren und sich auf den Prozess einzulassen, der zu mehr innerer Ruhe und Gelassenheit führen kann. Freuen Sie sich auf einen ungestörten, entrümpelten Schlaf und neue Energien am Tag.

Ihre Gudrun Klein

Gebrauchsanleitung

Dieses Buch gibt Ihnen eine effektive Hilfe zum besseren Schlafen in die Hand. Dabei haben wir Autoren die Methode der Energetischen Psychologie auf das Problem der Schlafstörung angewandt. Es ist das Ergebnis des erfolgreichen Anwendens und Ausprobierens von vielen Menschen mit Schlafstörungen. Da wir Menschen an Probleme von zwei unterschiedlichen Seiten herangehen, nämlich mit dem Verstand und dem Gefühl, ist das Buch in zwei Teile gegliedert. Beides, Verstand und Gefühl, hilft, mit den Schlafstörungen besser umgehen zu können.

Im ersten Teil des Buches (Kapitel 1 bis 4) finden Sie viele Erklärungen zu den Schlafstörungen und erste Verhaltensmöglichkeiten, z. B. bei der Schlafhygiene oder der inneren Einstellung beim nächtlichen Wachwerden. Hier ist Ihr Verstand angesprochen, sich mit dem Thema der Schlafstörung zu befassen. Denn: «Man sieht nur, was man weiß!» Das formulierte schon Goethe. Daher stehen diese Erklärungen am Beginn des Buches.

Das Wissen findet dann Anwendung in der Entrümpelungsanleitung im Kapitel 5, in dem wir Ihnen die Methode der Energetischen Psychologie vorstellen. Hier lernen Sie ein effektives Selbsthilfeprogramm kennen. Sie werden Schritt für Schritt angeleitet, es bei sich selbst anzuwenden. Sie erfahren, wie sie am Tag und in der Nacht dafür sorgen können, zu einem besseren Schlaf zu gelangen. Ihr Gefühl ist angesprochen, aber auch der Verstand. Sie brauchen keine Vorerfahrung, sondern nur das Lesen und Ausprobieren der Übungen und etwas Geduld zum Erlernen der zunächst etwas kulturfremden Übungen. Vor kurzem sagte eine Patientin, die nachts das Klopfen zum besseren Schlafen frisch gelernt hatte: «Ich hätte nie gedacht, dass so eine einfache Sache so hilfreich und erfolgreich sein kann, ich bin sofort nach dem ersten Klopfen in der Nacht wieder eingeschlafen.»

In der Entrümpelungsanleitung wird zunächst der Ansatz der Energetischen Psychologie erklärt, danach folgt die Darstellung der einzelnen Übungen. Die Übungen sind mit Bildern anschaulich illustriert, damit Sie genau sehen können, wie Sie die Übungen durchführen können. Zunächst werden die Übungen für die Anwendung am Tag gezeigt. Sie können mit diesen Übungen lernen, mit Problemen, Gedanken und Gefühlen am Tag besser umzugehen. Das entlastet sofort die Nachtruhe, denn der gestörte Schlaf ist oft ein Spiegelbild der Belastungen am Tag. Habe ich einen gefühlsmäßig aufwühlenden, belastenden Tag, nehme ich oft etwas davon mit in die Nacht hinein. Die Wahrscheinlichkeit eines gestörten Schlafes ist dann größer. Habe ich aber die Probleme des Tages bereits verarbeitet, stellt sich meist auch eine bessere Nachtruhe ein. Erklärungen hierzu finden Sie bereits in den Kapiteln 1 bis 4 des Buches.

Für das konkrete Schlafproblem nachts finden Sie in der Entrümpelungsanleitung in der Praxis die Anweisung, wie Sie die vorher vorgestellten Übungen konkret in der Nacht anwenden können. Auf den ersten Blick sieht das vielleicht etwas kompliziert aus, wenn Sie aber Schritt für Schritt die Übungen ausprobieren, werden Sie sehen, dass Sie sehr schnell mit diesen vertraut werden.

Sie können das Buch von vorn bis hinten durchlesen und danach mit den Übungen der Entrümpelungsanleitung beginnen. Sie können aber auch im Übungsteil gleich jede Übung ausprobieren und so schon sofort deren unterschiedliche Wirkungsweise kennenlernen. Wenn Sie nicht so viele Erklärungen mögen, sondern lieber gleich mit dem besseren Schlafen loslegen wollen, können Sie auch zuerst die Entrümpelungsanleitung lesen und danach die ersten vier Kapitel. Oder Sie springen zwischen beiden Teilen hin und her, je nach Hinweis in den ersten Kapiteln des Buches auf den Anleitungsteil. Sinnvoll ist, was Ihnen nützt. Probieren Sie aus, was Ihnen weiterhilft, und wenden Sie dies dann für sich an.

Kapitel 1:
Schlafstörung – was nun?

Sie halten dieses Buch in Händen, es interessiert Sie also, wie man eine Schlafstörung wirksam und effektiv behandeln kann. Eventuell sind Sie selbst oder Ihr Partner davon betroffen – manchmal, oft oder immer. Sie werden in diesem Buch einen Ansatz finden, mit dem Sie in der Nacht das Problem direkt angehen können. Aber es zeigt auch Wege, wie Sie am Tag dafür Sorge tragen können, dass Sie nachts gut schlafen können.

Was hat Gerümpel mit Schlaf zu tun? Sie ahnen es schon: Es verstopft den Kopf, verhindert Entspannung und löst Verkrampfungen aus.

Wir werden einige Beispiele für Menschen mit Schlafstörungen geben, vielleicht finden Sie sich oder Ihr Problem an verschiedenen Stellen wieder. Und vielleicht finden Sie auch schon den ersten Ansatz von Gerümpel in diesen Beschreibungen.

- Frau A. leidet seit Jahren an Durchschlafstörungen. Sie schläft recht gut ein, wacht aber nach kurzer Zeit wieder auf. Schon beim Aufwachen ärgert sie sich über sich selbst, da sie befürchtet, dass es schon wieder eine durchwachte Nacht gibt. Sie beginnt zu grübeln, warum sie schon wieder wach liegt, schaut immer wieder auf die Uhr und wird immer unruhiger, je länger die Nacht voranschreitet und sie nicht wieder in den Schlaf findet. Es quält sie die Sorge, wie sie den morgigen Tag überstehen wird, und sie wird immer angespannter, je mehr der Morgen naht. Irgendwann schläft sie ein, und als der Wecker klingelt, hat sie das Gefühl, gerade erst eingeschlafen zu sein und unmöglich aufstehen zu können.
- Herr B. kommt abends in der Regel spät nach Hause. Er hat viel gearbeitet und das Gefühl, jetzt nur noch ausspannen zu wollen. Niemand soll mehr etwas von ihm wollen. Ein Anruf von Freunden – ein Graus. Seine Frau, die mit ihm etwas besprechen

will – einfach zu viel. Er isst noch kurz etwas und setzt sich vor den Fernseher, um abzuschalten. Dabei genehmigt er sich ein Bier, vielleicht auch zwei oder drei. Das kann man ja verstehen nach einem so angespannten Arbeitstag. Langsam fährt er seine Anspannung herunter und wird müde. Im Bett schläft er sofort wie tot ein, wacht dann aber in der zweiten Hälfte der Nacht wieder auf und findet keinen Schlaf mehr, er wälzt sich im Bett hin und her und hat im Dämmer quälende Gedanken, die Arbeit betreffend. Er kaut immer wieder dieselben Fragen durch, ohne zu einer Lösung zu kommen. Am nächsten Morgen geht er müde ins Büro.

- Frau C. schläft erst gar nicht ein. Sie weiß schon, dass sie sich müde ins Bett legt, der Schlaf will aber einfach nicht kommen. Sie liegt dann hellwach im Bett und ärgert sich über sich selbst. andere, wie z. B. ihr Mann neben ihr, schlafen doch auch, nur sie nicht. Sie beginnt mit Entspannungsübungen und schläft einfach nicht. Immer mehr stellt sie sich selbst in Frage, was sie falsch macht, dass sie nicht zur Ruhe kommt. Irgendwann ist sie wohl doch eingeschlafen, aber beim Aufwachen am nächsten Morgen fühlt sie sich nicht erholt. Die gefühlte Zeit des Schlafens ist einfach zu kurz.

- Frau D. hat Probleme in der Ehe. Tagsüber schafft sie es irgendwie, diese wegzuschieben, nachts kommen dann aber diese Sorgen und Ängste um ihre Zukunft und ihre persönliche Situation. Sie kann sie einfach nicht verdrängen und schläft erst gar nicht ein oder wacht mitten in der Nacht auf und fängt mit der Grübelei an. Das kann sie nicht stoppen. Tagsüber schafft sie es, nachts geht das irgendwie nicht. Sie hat schon viel ausprobiert: Baldrian, Entspannungsübungen, Atemübungen, aber irgendwie will der Kopf nicht abschalten.

- Herr E. hat eine schwere Krankheit überwunden, in deren Zuge er nicht mehr so viel leisten konnte, wie er es gewohnt war. Er quält sich mit der Frage, wie es weitergehen soll. Nachts liegt er stundenlang im Bett und wälzt die Alternativen, kommt aber zu keinem Ergebnis.

- Herr F. ist Topmanager. Er hat jahrelang behauptet, mit vier Stunden Schlaf in der Nacht auszukommen. Seine gehäufte Müdigkeit schiebt er auf Erkältungen, welche er regelmäßig hat. Als er nur noch circa zwei Stunden pro Nacht schläft, weil ihn seine Projekte nicht mehr loslassen, treten die Erkältungen so massiv auf, dass er für zwei Wochen ans Bett gefesselt wird.
- Frau G. schläft schwer ein, sie braucht dafür Ruhe und Dunkelheit. Bei jedem Geräusch auf der Straße liegt sie hellwach da und kann nicht mehr einschlafen, sie ärgert sich über die Rücksichtslosigkeit ihrer Umwelt und sich selbst, dass sie nun wieder wach liegt. Der Druck einzuschlafen wächst, je länger sie wach liegt, schließlich muss sie morgen wieder arbeiten und darf sich keine Fehler erlauben. Ihre Anspannung nimmt zu, sodass sie wieder mal eine zerwühlte, unruhige Nacht mit wenig Schlaf hinter sich bringt.
- Herr H. hat formuliert, was für die meisten eine intensive Sehnsucht ist und die sie oft verkrampft nach Schlaf suchen lässt: «Ich sehne mich danach, endlich mal wieder eine Nacht durchzuschlafen. Einfach hinlegen, einschlafen und erst aufwachen, wenn es Morgen ist. Danach erfrischt und mit neuer Energie in den Tag starten. Diese Sehnsucht erfüllt mich sehr, ich denke das jede Nacht, wenn ich wieder mal wach daliege.»

Nicht schlafen zu können löst den intensiven Wunsch danach aus, Ruhe und Entspannung zu finden. Ist das Problem schon chronisch, dann ist die Nachtruhe nur noch als Erinnerung präsent und wird wie eine Fata Morgana ersehnt, aber auch verklärt.

Es gibt noch unendlich viel mehr Beispiele, aber wir sind sicher, dass Sie Ihre eigenen schon hinzugefügt haben, sodass Sie voll im Bilde sind. Es liegt viel Gerümpel herum, welches den Schlaf stört und welches es aufzuräumen lohnt.

Sie sind nicht allein

Jeder, der Schlafstörungen hat, hat dies zunächst für sich allein. Man erlebt die Unruhe der Nacht und die Erschöpfung am nächsten Tag individuell. Es ist eine Problemlage, mit der man als ganzer Mensch umzugehen hat. Die meisten Menschen fühlen sich damit allein, isoliert und hilflos. So als hätten nur sie dieses Problem und müssten allein eine Lösung finden. Zunächst fängt es ja auch mit einer, vielleicht zwei Nächten an, die keinen erholsamen Schlaf bringen. Na ja, da muss man eben durch. Dann steigert es sich auf immer mehr Nächte in der Woche. Es wird ein Monat, ein Jahr, eventuell Jahre daraus. Irgendwann hat es sich verselbständigt und ist chronisch geworden.

Haben Sie sich schon mal gefragt, wie vielen anderen Menschen es ähnlich wie Ihnen geht? Wenn ja, sind Sie schon aus der Falle der Isolierung einen Schritt heraus! Tatsächlich haben ungefähr ein Viertel aller Erwachsenen mittleren Alters ein Problem mit dem Schlaf![1] Einer von zehn hat sogar häufig ein Schlafproblem. Frauen betrifft es tendenziell öfter als Männer.

Jugendliche sind dabei noch nicht einmal erfasst, denn sie haben fast regelmäßig Probleme mit dem Einschlafen und der nötigen Menge an Schlaf. Es ist sozusagen ein Programmfehler der Pubertät in unserer heutigen Gesellschaft: Sie können aufgrund von Hormonen erst später einschlafen als die sie umgebenden Erwachsenen. Das führt regelmäßig zu Streit in der Familie. Das frühe Aufstehen entspricht nicht dem Rhythmus des Gehirns der Jugendlichen. Sie müssen dauernd gegen ihren persönlichen Rhythmus aufstehen und schlafen gehen.

Aber auch ältere Menschen haben einen besonderen Schlafrhythmus, sie brauchen meist weniger Schlaf, oder wenn sie sehr alt werden, brauchen sie sehr viel Schlaf. Daher wurden nur Menschen im mittleren Alter nach ihrem Schlafverhalten gefragt. Und tatsächlich hat jeder Vierte ein Problem mit dem Schlaf. Also 25 Prozent der Erwachsenen mittleren Alters leiden an Schlafstörungen. Hätten Sie das gedacht? Es ist kein Problem eines Einzelnen. Es geht uns alle an, da jeder davon betroffen sein kann, in unterschiedlichen Phasen seines Lebens nicht schlafen zu können. Nimmt man alle – Jugendliche und ältere Erwachsene – mit hinzu, dann sind es sogar fast die Hälfte der Menschen, die unter Schlafstörungen leiden.

Übung: Gemeinsam mit vielen

Halten Sie einen Moment inne und spüren Sie, wie es sich anfühlt, unausgeschlafen zu sein. Stellen Sie sich nun vor, dass Sie sich in einem Raum mit 100 Menschen aufhalten. Jetzt versammeln sich zusammen mit Ihnen 24 andere Menschen an einer Seite des Raumes. Schauen Sie sich um, wie viele mit Ihnen zusammen hier stehen und wie viel weniger jetzt im Raum verteilt sind. Alle 24 haben etwas mit Ihnen gemeinsam: nämlich auch ein Problem mit dem Schlafen zu haben. Nehmen Sie wahr, wie vielen anderen es auch so geht wie Ihnen. Sie sind mit dem Problem nicht allein, sondern gemeinsam mit vielen anderen.

Schlafprobleme sind ein häufiger Grund für das Aufsuchen eines Arztes. Jeder zehnte Patient sucht seinen Hausarzt wegen Schlafstörungen auf. Männer unter 40 Jahren kommen öfter als Frauen. Dies dreht sich nach dem 40. Lebensjahr um. Insgesamt nimmt allerdings das Problem der Schlafstörung bei Männern wie Frauen nach 40 zu.[2]

Die Behandlungsmöglichkeiten der Medizin bestehen einerseits in einer eingehenden Diagnostik im Schlaflabor. Diese kann wichtig sein, um z. B. das Schlafapnoe-Syndrom, welches eine Atemstörung während des Schlafes ist, zu ermitteln und zu behandeln. Andererseits gibt der Mediziner im Falle einer Schlafstörung oft Medikamente, wodurch die Schlafstörung allerdings nicht geheilt wird, sondern nur deren Symptome unterdrückt werden. Früher wurden Schlafmittel sehr schnell und lange verabreicht. Sehr häufig hat sich bei solchen Patienten eine Schlafmitteltoleranz entwickelt. Die Schlafstörung besteht dann weiter, trotz Einnahme von Schlafmitteln. Medikamentöse Behandlungen sollten heute nur in bestimmten Fällen erfolgen. Ein Schlafmittel ohne Nebenwirkungen gibt es noch nicht. Beim Absetzen sollte man dann das Medikament langsam ausschleichen, um nicht durch den Absetzeffekt erneut eine Schlafstörung zu bekommen.

Schlafstörungen finden immer mehr Beachtung in der Öffentlichkeit. Dies liegt wahrscheinlich daran, dass so viele Menschen damit zu kämpfen haben.

- So titelte die *Süddeutsche Zeitung*[3] 2010: «Die Nacht ist nicht allein zum Schlafen da; Kulturwissenschaftler entdecken die Vielfalt der Schlafkulturen und begründen, wieso wir im Bett auf allzu enge Normen verzichten sollten». Der Autor Christian Weber hinterfragt unsere Schlafgewohnheiten, stellt sie den Naturvölkern gegenüber und zitiert den Historiker R. Ekirch: «Der nahtlose Schlaf ist eine Erfindung der modernen Welt.» Weber konstatiert: «Die Botschaft lautet nicht: zurück in die Steinzeit, sondern – Gelassenheit.»
- Auch die Wochenzeitung DIE ZEIT[4] widmet sich dem Zusammenhang zwischen unserem Berufsleben und der Schlafstörung und fordert: Wir brauchen eine andere Schlafkultur.
- In der Sendung: «Visite» des NDR 2010[5] wurde das Thema der Schlafstörung neben zwei anderen Themen gesendet und fand dort nach der Besucherumfrage auf der Homepage das größte Interesse. Es wurden zwei Patienten mit seelischen Problemen, wie Verlust eines Partners und Angst vor dem Verlust des Arbeitsplatzes, und deren Schlafstörungen vorgestellt.
- Tchibo[6] macht Werbung für ihre Produkte mit dem Slogan: «Einfach gut schlafen».
- Die DAK untersuchte als Schwerpunkt ihres Jahresforschungsberichts das Thema Schafstörungen im Jahr 2010.
- Die Sendung 37° des ZDF wandte sich dem Thema der Schlafstörung im Mai 2011 zu.

Was ist eine Schlafstörung?

Schlafstörungen können sich auf unterschiedliche Weise zeigen. Als Betroffener kennt man die eigene Art, es kann aber auch mal wechseln. Jemand, der nicht schlafen kann, hat eventuell ein Problem beim Einschlafen. Er legt sich ins Bett und kann dann nicht einschlafen. Es kann mal sein, dass er vorher nicht müde war. Oft kommt es vor, dass er müde ins Bett geht und dann hellwach daliegt und gar nicht erst in den Schlaf findet. Eine merkwürdige Sache: Man ist müde und liegt dann wach. Was soll das, was bedeutet das, hat es eine Funktion? Dazu werden wir später in diesem Kapitel bei den auslösenden Lebensbelastungen kommen.

Bei vielen ist aber nicht das Einschlafen das Problem, sondern das Durchschlafen. Sie sind müde, schlafen ein und werden dann mitten in der Nacht wach und finden nicht mehr in den Schlaf. Herumwälzen, Grübeln und Sich-Sorgen-Machen um das Durchstehen des nächsten Tages sind oft die Folge.

Andere wachen einfach viel zu früh auf und schaffen es nicht mehr, in den Schlaf zu kommen. Sie spüren, dass der Schlaf noch nicht ausreichend war. Aber die Entspannung zum Wiedereinschlafen will sich nicht einstellen. Oft kommen auch zu dieser Zeit Gedanken, Gefühle und Erinnerungen, welche den Schlaf hindern. So haben sie eine verkürzte Nacht und einen unruhigen Beginn des nächsten Tages.

Und schließlich gibt es Menschen, die einfach morgens wach werden und das Gefühl haben, keine ausreichende Erholung in der Nacht erfahren zu haben. Sie haben nachts nicht bewusst wach gelegen, sind aber dennoch nicht ausgeruht, fühlen sich erschöpft und nicht genügend gerüstet für die Aufgaben des Tages.

Diese Schlafstörungen nennt man primäre Schlafstörungen. Es gibt auch noch die organisch bedingten Schlafstörungen, welche in diesem Buch aber nicht angesprochen sind. Diese werden in Schlaflabors diagnostiziert und dort behandelt.

All diese Arten der Schlafstörung betreffen die Qualität oder Quantität des Schlafes. Es gibt aber auch eine besondere Form des Schlafproblems, welche das Hineinfinden ins Bett betrifft. Hier ist also der Startpunkt für das Schlafen schon ein Problem und nicht das Schlafen selbst. Manche Menschen zögern das Ins-Bett-Gehen so lange hinaus, dass sie zu wenig Schlaf bekommen. Sie gehen im Verhältnis zu dem Zeitpunkt, an dem sie wieder aufstehen müssen, zu spät ins Bett. Man könnte sie als «Bettmeider» bezeichnen. Entsprechend müde und erschöpft fühlen sie sich am nächsten Tag.

Wenn Sie sich hier irgendwo wiedergefunden haben, dann seien Sie neugierig: wie sie auf neue Art an das Schlafen herangehen können. Die Entrümpelungsanleitung (S. 107) wird Ihnen neue Wege aufzeigen, wie sie wieder schlafen können.

Reaktionen in der Nacht

Zunächst möchten wir noch auf das eingehen, was nachts passiert. Wer nicht schlafen kann, reagiert nachts häufig mit *starken Gefühlen*, welche sich irrational immer mehr steigern. Gefühle der Verzweiflung, jetzt nicht schlafen zu können, aber auch bezüglich der fehlenden Erholung für den nächsten Tag. Gefühle des Ärgers, schon wieder so eine Nacht ohne ausreichenden Schlaf zu haben. Ärger über sich, mit Vorwürfen gegen sich, jetzt nicht schlafen zu können. Dabei engt sich das Denken immer mehr darauf ein, nicht schlafen zu können. Nur das Schlafen zählt, und genau das gelingt nicht. Sorge um die Einsatzfähigkeit am nächsten Tag und die Fixierung auf das Nichtschlafen ist das Problem. All diese Gefühle drehen sich um das Erleben in der Nacht. Bei diesen Gefühlen setzt die Entrümpelungsanleitung in der Nacht an, schauen Sie hinein, um sich zu einem besseren Schlaf zu verhelfen.

Es gibt aber auch Gefühle, die sich mit Themen des Tages beschäftigen, dazu kommen wir ausführlicher im Kapitel 2 über schlafstörendes Gerümpel.

Aber auch *Gedanken*, z. T. sehr quälende, halten vom Schlaf ab. Es tauchen Dinge auf, die am Tag vergessen wurden und nun erinnert werden. Sie halten Sie davon ab, wieder einzuschlafen. Es können aber auch Gedanken an die Arbeit, bedeutsame Menschen oder Probleme sein, die am Tag nicht gelöst wurden. Manchmal erscheinen sie als die ideale Lösung und kreisen als Gedankenschleifen im Kopf, um ja nicht vergessen zu werden, und stören damit den Schlaf. Ihr Gehirn misstraut Ihnen sozusagen. Sie haben es am Tag schon vergessen oder nicht beachtet, warum sollten Sie es sich nun merken? Also kreist Ihr Gehirn um diese Dinge, um sie ja nicht noch einmal zu vergessen. Das Gehirn zieht immer weitere Wiederholungsschleifen, welche z. T. absurde oder quälende Formen annehmen. Sollte dies bei Ihnen der Fall sein, können Sie sofort loslegen: Verschaffen Sie sich eine Entlastung für Ihren Schlaf! Gehen Sie in die Entrümpelungsanweisung in diesem Buch und schlagen Sie bei den Notizen in der Nacht (S. 160) nach, wie Sie sofort anfangen können, etwas zu verändern und sich zu helfen.

Selbst wenn Sie keine Gedanken und Gefühle haben, die Sie vom Schlaf abhalten, sondern einfach nur wach daliegen und nicht verstehen, warum Sie schon wieder nicht schlafen können, obwohl Sie doch müde ins Bett gegangen sind, finden Sie bei den auslösenden Lebensbelastungen einen ersten Hinweis zum Verstehen und in der Entrümpelungsanleitung eine Möglichkeit, Schlaf zu finden.

Beschwerden am Tag

Die meisten Menschen mit Schlafstörungen empfinden, dass sie sich in der Nacht nicht erholt haben. Sie fühlen sich am nächsten Tag nicht wohl, sind nicht ausgeruht. Sie sind erschöpft und oft reizbar. Sie überreagieren bei Kleinigkeiten und fühlen sich damit sehr unwohl. Konzentrationsstörungen und eine eingeschränkte Leistungsfähigkeit sind die Folge. Tagesmüdigkeit und Probleme am Arbeitsplatz können daraus resultieren.

Man spricht von einer Schlafstörung, wenn das Befinden am Tag beeinträchtigt ist und ein deutlicher Leidensdruck besteht. Hinzu kommt meist auch der grüblerische Umgang mit der Schlafstörung nachts und starke Sorgen am Tag über die möglichen negativen Konsequenzen der schlaflosen Nacht. Wie man sich also mit dem Problem fühlt, ist ausschlaggebend für die Diagnose einer Schlafstörung. Aber egal, ob Ärzte Ihre Schlafstörung als leicht, mittel oder schwer diagnostizieren – je nachdem, wie lange sie besteht, wichtig ist: Sie finden in der Entrümpelungsanleitung einen Ansatz, um wirksam etwas zu verändern und dauerhaft schlafen zu können.

Unsere Erfahrung bei Menschen, die unter Schlafstörungen leiden, ist zudem, dass die Schlafstörung eine Depression auslösen kann oder auch ein Begleitsymptom einer Depression sein kann und oft psychosomatischen Beschwerden vorangeht. Dazu kommen wir später in diesem Kapitel, bei den Folgewirkungen von Schlafstörungen.

Der gesunde Schlaf

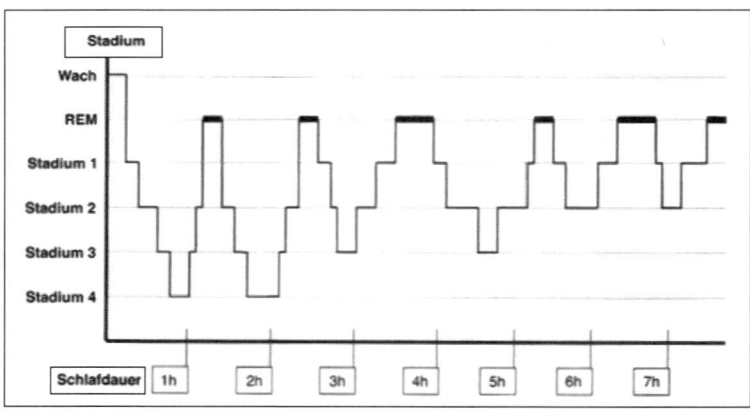

Das (idealisierte) Schlafprofil einer Nacht (nach Müller, T., Paterok, B.: Schlaftraining, 2010)

Wir möchten nun mit Ihnen gemeinsam betrachten, wie ein gesunder Schlaf aussieht. Danach werden wir erkunden, was den gestörten Schlaf ausmacht. Daraus können wir lernen, wie ein gesunder Schlaf wiedererlangt werden kann. Lassen Sie sich dahin führen, was in der Nacht mit uns passiert.

Wir alle brauchen den Schlaf, um uns zu erholen und Kräfte für den nächsten Tag zu schöpfen. Etliche Körperprozesse laufen in der Nacht ab, und wir verarbeiten psychisch im Traum, was uns tagsüber begegnet ist. Die Schlafdauer ist individuell verschieden. Sie liegt nach einer repräsentativen Umfrage von Meier (2004) bei einem Erwachsenen bei durchschnittlich etwas mehr als sieben Stunden.[7]

Wenn wir an eine ruhige Nacht denken, dann denken wir an einen ausgeglichenen Zustand, der die ganze Nacht anhält. Der Schlaf ist aber kein gleichbleibender Zustand, sondern hat verschiedene Phasen und erinnert an Ein- und Auftauchen in verschiedene Bewusstseinszustände. Es ist ein rhythmisches Auf und Ab, nach einem bestimmten Muster, wie Sie in der Graphik links sehen können.

Tiefschlafphase:

Die Tiefschlafphase durchschlafen wir im ersten Drittel der Nacht ca. zweieinhalb Stunden lang. Der Schlaf beginnt mit einer kurzen Leichtschlafphase (Stadium I), ihr folgen zwei Tiefschlafphasen (Stadium 2–4). Dazwischen liegt eine weitere Leichtschlafphase, in der eine erste Traumphase sein kann. Ein kurzes Wachwerden wird dabei aber vom Schläfer oft gar nicht bewusst wahrgenommen.

Traumphase:

Danach folgen die Traumphasen, sie sind mit einem dicken Balken gekennzeichnet. Traumphasen sind beim Schläfer deutlich an schnellen Augenbewegungen (REM = Rapid Eye Movement) zu erkennen. Der Schlaf ist nun nicht mehr so tief, hat aber vier bis fünf Traumphasen. Diese werden durch Leichtschlafphasen und gelegentliches Wachwerden unterbrochen. Im Lauf der Nacht wird der Schlaf immer leichter und der Schläfer in seiner Nachtruhe immer leichter störbar. Gegen Ende der Nacht gibt es keinen Tiefschlaf mehr, sondern die Traumphasen sind nur noch in Leichtschlafphasen eingebettet.

Wachwerden:

Wir werden nach einer gut durchgeschlafenen, erholsamen Nacht wach und können mit neuen Energien den Tag beginnen. Vielleicht erinnern wir noch Reste aus der letzten Traumphase, was uns beschäftigte während der Nacht. Das Gefühl ist, durchgeschlafen zu haben, auch wenn wir eventuell öfter wach gelegen haben. Wir sind zufrieden und starten in den neuen Tag. Am Tag hält die Energie an, sodass wir eventuell nur mittags ein kleines Tief haben, das wir mit 15 Minuten Kurzschlaf oder einer Entspannungsphase überwinden.

> Die Graphik macht deutlich, wie eine typische Nacht aussieht. An diesem Rhythmus der Nacht kann man deutlich erkennen, warum häufig über nächtliches Wachliegen um zwei oder drei Uhr nachts geklagt wird. Oder danach der Schlaf als unruhig und nicht durchgeschlafen empfunden wird; denn in dieser Zeit endet die Tiefschlafphase und beginnt die Traumphase mit leichterem Schlaf, häufigerem Wachwerden und Anfälligkeit durch Außenreize. Es ist die Zeit, in der wir beginnen, wieder wach zu werden. Wir tauchen aus der Tiefe des Schlafs auf und gelangen langsam an die Oberfläche des Schlafs.

Im Schlaf ist viel los

Was passiert mit uns in den verschiedenen Phasen der Nacht? In der **Tiefschlafphase,** also am Beginn der Nacht, kommen wir am ehesten zur Ruhe. Es ist sozusagen ein Energiesparmodus, in dem wir uns befinden. Was passiert dabei mit uns? Die Körpertemperatur fällt, der Atem wird langsamer, die Herzfrequenz sinkt, der Stoffwechsel verlangsamt sich, die Hirnströme werden gleichmäßiger. Reize von außen werden gehemmt und nicht an das Großhirn weitergegeben. Wir erholen uns maximal. In dieser Phase bewegen wir uns sehr wenig und sorgen so für die größtmögliche Erholung. Es werden Wachstumshormone ausgeschüttet. Das Immunsystem kann mit voller Kraft arbeiten, weil die Energien nicht – wie am Tag – für Arbeit, Bewegung und Wahrnehmung der Umwelt gebraucht werden. Daher heißt es bei Erkältungen auch: «Wir schlafen uns gesund.» Der Tiefschlaf dient hauptsächlich der körperlichen Erholung.

Ein umgekehrter Prozess findet während der **Traumphase** statt. Die Hirnaktivität nimmt zu, die Körpertemperatur steigt, und der Stoffwechsel aktiviert sich. Das Gehirn ist aktiv. Die Muskulatur ist extrem erschlafft. Die Augen bewegen sich, und wir träumen und verarbeiten, was uns am Tag begegnete. Die Erschlaffung der Muskulatur dient dazu, dass wir das Geträumte nicht in Bewegung umsetzen, damit wir uns nicht verletzen. Es führt aber auch dazu, dass wir uns im Traum manchmal so merkwürdig handlungsunfähig und wie gelähmt fühlen. Die Traumphase dient der psychischen Erholung. Wachen wir jetzt auf, so kann es sein, dass wir uns über unsere Träume beunruhigen und nicht wieder einschlafen können. In dieser Phase kann unser Schlaf aber auch schon durch Reize von außen, z. B. Lärm oder Licht, leichter gestört werden, d. h. das Großhirn wird nicht mehr von Reizen abgeschirmt. Wir haben insgesamt einen sehr viel leichteren, nach außen gerichteten Schlaf, der gegen Ende der Nacht immer leichter wird, um uns ein Erwachen möglich zu machen.

An diesem Rhythmus der Nacht kann man deutlich erkennen, dass wir zwischen den verschiedenen Phasen immer wieder wach werden. Das kann bis zu **28 Mal** [8] pro Nacht vorkommen und ist völlig normal. Die meisten Schläfer erinnern sich nicht daran, dass sie nachts wach gelegen haben. Wachen wir unter drei Minuten auf, dann erinnern wir uns nicht, liegen wir länger als drei Minuten wach, dann erinnern wir das Wachsein. Schlafgestörte Menschen richten den Fokus aber darauf, nicht schlafen zu können, und so setzt ein negativer Kreislauf ein. Die negative Einstimmung provoziert, dass genau das passiert, was man verhindern will. Dabei ist das nächtliche Aufwachen etwas ganz Normales. Nur reagieren wir darauf wie allergisch, sodass es auch unter drei Minuten zum Wahrnehmen des Wachseins kommt und das Bewusstsein die Chance bekommt, sich damit zu beschäftigen.

Das Wachliegen hatte früher, am Beginn unserer Menschheitsgeschichte, einen Sinn. So konnte unter ungeschützten Umständen unter freiem Himmel nachts beim Schlafen sichergestellt werden, dass alles in Ordnung ist. Bei Naturvölkern finden wir dies heute noch so. Sie schlafen in Gruppen, und immer mal wieder wird einer wach. Dann kann er nach dem Feuer sehen oder überprüfen, dass noch alles in Ordnung und sicher ist. Heute hat es bei Müttern einen Sinn. Sie wachen auch ohne Schreien des Babys auf und schauen nach, ob es dem Kind gutgeht. Wer also nachts wach wird, sollte versuchen, es als ganz natürliche Sache zu sehen. Sätze wie «Andere wachen auch auf» oder «Jeder ist mal wach» können zu mehr Gelassenheit führen. Es ist so wie mit dem halb vollen oder halb leeren Glas: Sie können sich entweder über das Wachsein ärgern oder sich freuen, dass Sie noch ein paar Stunden bis zum Aufstehen haben. Oder probieren Sie es mit Humor, denken Sie sich: «Aha, ich bin wach, ich kontrolliere grad mal die Feuerstelle.»

Wir finden, dass sich eine gewisse Schönheit offenbart, wenn man sich mit dem Rhythmus der Nacht beschäftigt und verstehen lernt, was das «Normale» oder Gesunde am Schlaf ist. Es kann die Dramatik des Wachwerdens mildern und sogar ein Schmunzeln auf unsere Lippen zaubern, wenn wir uns nachts klarmachen, dass das Aufwachen ein Zeichen für einen gesunden Schlafrhythmus ist.

Der gestörte Schlaf

Die häufigsten Formen der Schlafstörung sind Ein- und Durchschlafstörungen, diese werden als chronische Insomnie bezeichnet. Dabei gibt es die sogenannte psychophysiologische Insomnie, bei der die Betroffenen über Ein- und Durchschlafstörungen klagen, die erstmals zeitlich mit einem belastenden Lebensereignis auftraten und nach Wegfall dieses auslösenden Ereignisses aber andauerten. Charakteristisch dafür ist ein oft besserer Schlaf im Urlaub oder in anderer Umgebung oder das Einschlafen im Sessel beim Lesen oder Fernsehen; die betroffenen Personen sind oft schon seit ihrer Jugend bei Belastungen leicht störbar, schlafen selten mehr als sechs Stunden, oft bei leicht beschleunigtem Puls.

Ein weiteres Kriterium ist die Dauer der Schlafstörung: Eine akute Schlafstörung liegt bei bis zu vier Wochen vor, eine subakute bei einer Dauer von bis zu sechs Monaten und eine chronische Schlafstörung bei mehr als sechs Monaten.

Die internationale Klassifikation der Schlafstörungen (ICSD)[9] definiert den Schweregrad der Schlafstörung basierend auf der Häufigkeit der Beschwerden und auf dem Grad der Beeinträchtigung:

Kriterien	Schweregrad der Schlafstörung		
	leicht	mittel	schwer
Beschwerde des nicht erholsamen Schlafes	nahezu allnächtlich	allnächtlich	allnächtlich
Beeinträchtigung des Befindens in Form von Reizbarkeit, Ruhelosigkeit, Angst, Müdigkeit, Erschöpfung	häufig	allnächtlich	immer
Soziale und berufliche Beeinträchtigung	keine oder geringe	gering bis mäßig	schwer

Die Schlafstörung beginnt meist mit einem belastenden Lebensereignis und bleibt bestehen, auch wenn das Ereignis nicht mehr da ist. Das heißt, Schlafstörungen haben in der Regel etwas damit zu tun, was wir am Tag erleben, und sind eine Reaktion auf Belastungen des Tages. Sie neigen dazu, sich zu verselbständigen.

Das ist in gewisser Weise unfair. Man hat schon etwas Schwieriges überstanden und kämpft dann mit den Resten, den Trümmern oder dem Gerümpel, das zurückgeblieben ist. Aber leider ist das Leben nicht immer gerecht, und es macht Sinn, sich an die Beseitigung dieses Gerümpels zu machen. So wie wir manchmal in der Wohnung, dem Keller oder dem Dachboden lauter alte Sachen oder Gerümpel aufbewahren, so ist es psychisch mit schwierigen Gefühlen, Verhaltensmustern und Gedanken. Sie sammeln sich an und verschwinden nicht von allein, sondern brauchen wie das Gerümpel in der Wohnung eine bewusste Aufräumaktion. Danach können wir wieder geordnet leben und ruhig schlafen. Es ist hilfreich, zu verstehen, was in einem vorgeht, und es ist genauso wichtig, daran konkret etwas zu ändern. Mit der Entrümpelungsanleitung können Sie das Problem direkt angehen. Mit dem Folgenden können Sie es ein bisschen besser verstehen. Wie also ist es zu erklären, dass eine Schlafstörung als Folge einer schwierigen Lebenssituation bestehen bleiben kann?

Sollten Sie keine Lust auf Erklärungen haben, können Sie auch gleich zur Entrümpelungsanleitung (S. 107) weitergehen. Vielleicht sind Sie ja ein ungeduldiger und eher tatkräftig zupackender Mensch, dann lesen Sie zunächst dort und kommen später an diese Stelle zurück. Es bleibt Ihnen überlassen, welchen Weg Sie gehen. Der Erfolg ist der einzige Maßstab, der zählt. Schauen Sie, was Ihnen guttut, und fangen Sie damit an.

Kommen wir jetzt zum Verstehen.

Der Teufelskreis von gereizter Stimmung und Schlafstörung

Beim chronisch schlafgestörten Menschen findet im Tiefschlaf etwas Problematisches statt: Das Großhirn wird nicht genügend von äußeren Reizen abgeschirmt. Das heißt, das Großhirn muss dauernd Informationen verarbeiten, anstatt in den Energiesparmodus zu gelangen. Ein echtes Abschalten ist so nicht möglich. Die Erholungsfunktion des Tiefschlafs ist somit deutlich gestört. Man nimmt an, dass durch den Stress am Beginn der Schlafstörung eine sich immer wiederholende Erregungsschleife in Gang gesetzt wird. Hierbei spielt die Amygdala, auch Mandelkern genannt, eine wichtige Rolle. Sie ist eine Hirnregion, in der innerhalb von 200 Millisekunden in rasender Geschwindigkeit erlebte Begebenheiten gefühlsmäßig bewertet werden. Die Amygdala wird beim Beginn der Schlafstörung überaktiviert, sie wird sozusagen überreizt. Schlafmangel und Müdigkeit verringern die Aufmerksamkeitsspanne. Dadurch werden der Stress und die Belastung des Tages stärker gespürt. Jetzt geht eine Kopie jedes Erlebnisses innerhalb von 200 Millisekunden an die Amygdala und wird dort als potenziell stressig abgespeichert. Danach erst erreicht die bewusste Wahrnehmung dieses Ereignisses erneut die Amygdala, welche nun schon vorurteilsbeladen dieses Ereignis als Stress an das Großhirn weitergibt. «Der negative Kreislauf von gereizter Stimmung und Schlafstörung verstärkt sich selbst.»[10]

Anders ausgedrückt: Ich erlebe Stress in meinem Alltag, mein Gehirn überreagiert, sozusagen allergisch; nachts kommt es nicht mehr zur Erholung im Tiefschlaf, beim Wachwerden grüble ich, daraufhin erlebt mein Gehirn am nächsten Tag alles noch mehr als Anstrengung und als Zuviel. Meine Erholung der nächsten Nacht ist wieder gefährdet. Dies wird zum Selbstläufer, auch wenn die Ursache für den Stress gar nicht mehr existiert.

Typische Verhaltensweisen bei einem gestörten Schlaf sind: verstärktes, zwanghaftes Grübeln, nicht abschalten können, Probleme in sich hineinfressen.[11] Belastungen des Tages werden so in die Nacht hinein verschoben und führen zu einer Erhöhung der psychischen und körperlichen Anspannung, welche das Ein- und Durchschlafen erschwert.

Folgewirkungen der Schlafstörung

Wer an einer Schlafstörung leidet, kann erhebliche Probleme am Arbeitsplatz bekommen: Reizbarkeit, Müdigkeit und Konzentrationsstörungen sind resultierende Faktoren. Die Angst, den Arbeitsplatz zu verlieren, weil die Leistungsfähigkeit eingeschränkt ist, ist häufig quälend und verstärkt wiederum das Problem. Manager mit hohem Entscheidungsdruck und Verantwortung leiden nicht selten an einer Schlafstörung. Aber auch Hausfrauen mit Kleinkindern sind betroffen. Ebenso Studenten im Examen oder Menschen mit schwierigen Kollegen oder Chefs.

Die Lebensqualität sinkt erheblich. Anfangs versucht man, die mangelnde Leistungsfähigkeit mit noch mehr Arbeit, längerer Verweildauer am Arbeitsplatz und noch schlechterem Abschalten zu lösen. Irgendwann können aus der Erschöpfung andere Symptome erwachsen, wie z. B. Depressionen bis hin zur erhöhten Selbsttötungsgefährdung.[12] Aber auch psychosomatische Beschwerden, wie z. B. Hauterkrankungen, Atemwegserkrankungen, Erkrankungen von Herz und Kreislauf, Magen- und Darmbeschwerden, Kopfschmerzen bis hin zur Migräne und Schwindel, können als Folge einer Schlafstörung auftreten. Außerdem zeige sich zunehmend, dass Schlafstörungen die Funktion des Gedächtnisses beeinträchtigen sowie wahrscheinlich die Entstehung von Übergewicht und Diabetes mellitus fördern.[13]

Daher ist es sinnvoll, die Schlafstörung kurzfristig zu beheben, damit Folgesymptome gar nicht erst auftreten. Deshalb schlagen wir Ihnen den Weg der Entrümpelung Ihres Schlafes vor. Schauen Sie schon mal jetzt oder später in die Anleitung (S. 107) hinein, um sich einen Eindruck zu verschaffen, wie ein Aufräumen aussehen könnte, damit Sie wieder zu einem ruhigen Schlaf gelangen.

Auslösende Lebensbelastungen

Es gibt unendlich viele Lebensbelastungen, die individuell sehr unterschiedlich als seelische Belastungen erlebt werden und eventuell zu einer Schlafstörung führen. Diese Belastungen können Probleme am Arbeitsplatz mit Kollegen oder Chefs sein, oder zu viel Arbeit, die auf immer weniger Mitarbeiter übertragen wird. Es kann die Geburt eines Kindes genauso wie der Tod eines nahestehenden Menschen sein. Es kann die Abwesenheit einer geliebten Person oder die Angst um einen Menschen sein. Es kann eine Prüfungssituation oder ein Auftritt vor großem Publikum sein, ebenso wie die Notwendigkeit, eine Kündigung aussprechen zu müssen oder diese zu erhalten. Es kann die Angst vor Trennung von einem geliebten Menschen sein oder das Problem, einem anderen Menschen diese Trennung zumuten zu müssen. Eigene Krankheiten oder die von Angehörigen gehören genauso dazu. Es kann die traumatisierende Erfahrung sein, Zeuge von Gewalt an anderen oder selbst Opfer von Gewalt geworden zu sein. Es kann Schuld sein, die wir auf uns geladen haben, oder Leidtragender der Schuld von anderen zu sein.

Betrachten Sie einmal die Entwicklung Ihrer persönlichen Schlafstörung. Wie ist es dazu gekommen? Nutzen Sie dafür die Herangehensweise in der Entrümpelungsanweisung (S. 133 f.). Da Schlafstörungen dazu neigen, chronisch zu werden, kann das auslösende Thema auch viele Jahre zurückliegen.

Diese auslösenden Situationen belasten uns als ganzen Menschen. Tagsüber nehmen wir unsere ungeklärten Themen, Probleme, unsere Baustellen als Belastung wahr, aber irgendwie müssen wir ja weitermachen, funktionieren und versuchen, mit der schwierigen Situation umzugehen. Wir haben tagsüber in der Regel keine Zeit, uns mit den Gefühlen und Problemen auseinanderzusetzen, die durch diese Belastungen entstehen. Nachts können wir die Belastungen dann nicht mehr wegschieben. Da tauchen dann quälende Gedanken auf, und Probleme erleben wir dann eher als noch viel schlimmer, größer, unlösbar. Oder wir kauen auf der Lösung herum und meinen, einen Weg gefunden zu haben. Diesen dürfen wir dann aber auch nicht vergessen, weshalb die Erinnerungsschleife gezogen wird. Diese hindert uns nun wiederum am Schlafen, damit wir die Lösung nicht vergessen. Um diese Erinnerungsschleife zu unterbinden, hilft es uns, nachts Notizen zu machen (S. 160).

Funktionalität der Schlafstörung

Die Schlafstörung kann in dieser Zeit aber auch eine ganz wichtige Funktion für uns haben, welche nicht zu unterschätzen ist. Wir haben in solchen Lebenssituationen keine Zeit für uns – wir nehmen sie uns nicht, denn wir sind zu sehr gefordert. Wachen wir nun nachts auf, kann es auch bedeuten, dass unsere Seele Zeit braucht, all dieses Belastende zu verarbeiten. Tagsüber ist keine Zeit, nachts will niemand etwas von uns. Es ist sozusagen unsere ganz persönliche Zeit. Wir nehmen uns «heimlich», was wir brauchen. Damit belasten wir niemanden. Tagsüber müssten wir bewusst sagen: «Ich nehme mir Zeit für mich, um mit all dem fertigzuwerden.» Das tun wir häufig aus Rücksicht auf andere oder aufgrund von zu vielen Anforderungen nicht.

Stehen Sie in einer schweren Lebenssituation, dann könnten Sie jetzt entscheiden, ob Sie nachts akzeptieren, Zeit für sich selbst zu haben. Dann bräuchten Sie nicht ärgerlich zu sein, sondern sollten sich freundlich und liebevoll sich selbst zuwenden. Oder noch besser: Sie könnten tagsüber Zeit einplanen, die Sie für sich reservieren. Dazu mehr in der Entrümpelungsanleitung unter dem Stichwort: Belastende Lebensereignisse (S. 133).

Ich brauche Zeit zum Verarbeiten

Ein Mann von Anfang 40 kam mit deutlichen psychosomatischen Beschwerden in meine Praxis. Er hatte Migräne und depressive Symptome. Er konnte nicht mehr schlafen. Er war Vater von zwei sehr kleinen Kindern, seine Frau war aktuell an Krebs erkrankt, ein Umzug stand bevor. Er hatte am Tag keinerlei Zeit für sich, hetzte von einem zum anderen und versuchte, alles irgendwie hinzubekommen und allem gerecht zu werden. Nachts lag er wach und grübelte, ärgerte sich aber auch über sich selbst, dass er nun noch nicht mal die dringend erforderliche Ruhe und Kraft schöpfen konnte.

Als ich ihn fragte, wann er denn mal Zeit für sich hätte, um all diese so schweren und belastenden Dinge zu verarbeiten, sagte er spontan: «Ja, natürlich nachts, da habe ich Zeit, wenn ich wach liege.» Wir vereinbarten, dass er sich über seine kreative Psyche nicht ärgern solle, sondern am Tag für eine qualitative Auszeit sorgen könne. Eine Freundin der Frau war zu Besuch, um ihn zu entlasten. Er hatte sich aber bisher keine Zeit für sich genommen, sondern im Gegenteil durch den Besuch noch weniger Zeit für sich allein gehabt. Nun nahm er die Freundin in Anspruch, ging spazieren und arbeitete mit den Techniken der Entrümpelungsanleitung. Seine Schlafstörungen wurden immer geringer.

Schlafmythen

Zusammenfassend wollen wir noch auf einige sich hartnäckig haltende Mythen oder Irrtümer über den Schlaf eingehen. Unsere innere Haltung entscheidet darüber, wie wir dem Schlaf begegnen. Wir können es als krankhaft und problematisch erleben, wenn wir nicht schlafen können, oder wir können mit Gelassenheit reagieren und uns beruhigen. Haben wir falsche Vorstellungen über den Schlaf, kann das allein schon zu einer Verfestigung des Problems führen. Auf der Grundlage dessen, was Sie bisher gelesen haben, geben wir Antwort auf folgende Mythen oder Irrtümer über den Schlaf, die uns bisher begegnet sind.

Mythos 1: Die ganze Nacht muss im Tiefschlaf erfolgen.
→ Nur im ersten Drittel der Nacht haben wir einen Tiefschlaf, danach wird der Schlaf kontinuierlich leichter.

Mythos 2: Nur ein gleichmäßig ruhig erlebter Schlaf ist erholsam.
→ Kurzzeitiges Wachsein gehört zum Schlaf dazu, es sagt nichts darüber aus, ob wir am nächsten Tag erholt sind oder nicht.

Mythos 3: Wenn ich nachts schlecht schlafe, ist der nächste Tag dadurch überschattet und ich bin nicht konzentrations- und leistungsfähig.

→ Der Körper und die Seele können vereinzelte schlaflose Nächte ausgleichen. Nur viele Nächte hintereinander werden ein Problem. Schlafentzug wirkt sogar stimmungsaufhellend und wird deshalb in der Behandlung von Depressionen genutzt.

Mythos 4: Immer wenn ich wach werde, kann ich nicht mehr einschlafen.

→ Wir wachen viel öfter nachts auf, als es uns bewusst wird. Nur das bewusste Wahrnehmen des Wachseins löst so etwas wie eine «allergische» Reaktion aus, sodass wir eigentlich das Problem durch unsere Bewertung erst schaffen.

Mythos 5: Man muss den verpassten Schlaf der Nacht am Tag nachholen.

→ Schlafen am Tag nimmt den Schlafdruck für die Nacht. Wir sollten lediglich einen Kurzschlaf von 30 Minuten vor 15.00 Uhr machen, um nicht zu viel am Tag zu schlafen und nicht damit für die nächste Nacht wieder ein Schlafproblem zu provozieren.

Mythos 6: Man muss mindestens acht Stunden in der Nacht schlafen, sonst ist man nicht ausgeruht.

→ Die durchschnittliche Schlafzeit beträgt gut sieben Stunden. Es gibt Menschen, die wesentlich mehr Schlaf (ca. 10 Std.) brauchen und welche, die weniger (ca. 5 bis 6 Std.) brauchen. Dabei wachen einige eventuell einfach so früh auf, weil sie bereits genug geschlafen haben.

Mythos 7: Mir misslingen am nächsten Tag wichtige Dinge, wenn ich nicht gut geschlafen habe.

→ Gerade weil die Dinge des nächsten Tages für uns so wichtig sind, können wir nicht gut schlafen. Wir sind übermotiviert oder verängstigt. Das ist der eigentliche Grund, wenn es nicht gelingt, nicht der Schlafmangel.

Mythos 8: Wenn ich besonders früh am nächsten Tag ins Bett gehe, hole ich den verlorenen Schlaf nach.

→ Gehen wir ins Bett, ohne müde zu sein, provozieren wir langes Wachliegen. Das Schlaffenster öffnet sich erst, wenn wir eine gewisse Müdigkeit verspüren, dann sollten wir in den nächsten 20 Minuten ins Bett gehen.

Kapitel 2:
Schlafstörendes Gerümpel

Das Wort Gerümpel wird im Allgemeinen für Dinge benutzt, welche keinen Wert und keinen Nutzen mehr haben. Es kann aber auch, wie Karen Kingston in ihrem Buch *Feng Shui gegen das Gerümpel des Alltags*[1] feststellt, ein Durcheinander sein. Es kann die Energie blockieren und stagnieren lassen. Räumt man dieses Gerümpel auf, so sind die meisten Menschen erstaunt, wie viel Energie frei wird, die dann anderen aufbauenden Dingen zur Verfügung steht. Das Gerümpel liegt herum, verstopft unsere Räume und hindert uns, frei durchzuatmen. Karen Kingston benutzt nun das Feng Shui, um «den natürlichen Energiefluss in unserer Umgebung auszugleichen und zu harmonisieren, damit er sich positiv auf unser Leben auswirkt» (S. 14). Sie leitet zum Aufräumen in unserer Umgebung an. Es kann aber auch genauso Gerümpel im Kopf geben, wie Sie im Buch von Michael Bohne, *Feng Shui gegen das Gerümpel im Kopf*, ausführlich lesen können.

Ebenso gibt es vielerlei Gerümpel, was uns daran hindert, schlafen zu können. Dieses Gerümpel sammeln wir am Tag an, und es zeigt sich in seiner ganzen verstörenden Art in der Nacht. Es raubt uns tatsächlich die Energie, die wir ansonsten im Schlaf neu auftanken. Es blockiert die Lebensenergie des nächsten Tages und sorgt so für einen Kreislauf, in dem sich das Problem immer weiter selbst verstärkt. Wer kennt es nicht, dass sich ein kleiner unordentlicher Haufen in unserer Wohnung ansammelt, auf dem sich im Lauf der nächsten Tage immer mehr anhäuft. Dies kann man mit schlafstörendem Gerümpel vergleichen. Auch hier häuft sich zu viel am Tag an, was nachts den Schlaf stört.

Es ist in den meisten Fällen nichts, was nachts entsteht, was uns wach liegen lässt. Ausnahmen sind Lärm, Licht, neue Umgebung oder ähnliche verstörende Dinge, die einem nachts die Ruhe nehmen können. Wir sammeln Ballast, Belastendes, Störendes am Tag an. Am Beginn der

Schlafstörung ist es offensichtlich die schwere Lebenssituation, welche sich als Belastung in der Nacht äußert. Danach sind es etliche Dinge, die wir achtlos übergangen haben, die nachts wieder auftauchen und sich nicht so leicht abschütteln lassen wie am Tag.

Wir werden im Folgenden einiges an schlafstörendem Gerümpel benennen. Dabei ist es nicht unsere Absicht, alles lückenlos aufzuführen, denn es gibt so viele Varianten, wie es wahrscheinlich Menschen gibt. Sie werden sich eventuell an dieser oder an einer anderen Stelle teilweise oder ganz wiederfinden. Wenn nicht, nutzen Sie es als Anregung und fügen Sie Ihre eigenen Erfahrungen innerlich hinzu.

Unerledigte Dinge

Tagsüber sind wir oft überlastet und schieben Dinge von uns weg, welche uns zu viel werden. Wir erledigen sie nicht, denken nicht mehr daran und entlasten uns damit im Alltag. Neigen Sie dazu, Dinge vor sich herzuschieben, Probleme nicht zu lösen, sondern sie irgendwie wegzudrücken? Meist können wir am Tag recht erfolgreich versuchen, etwas durch viel Aktivität oder Beschäftigung mit anderem von uns fernzuhalten. Unangenehmem weichen wir lieber aus. Wir haben die Hoffnung, dass es sich irgendwie in Luft auflöst oder nicht mehr wichtig ist. Ein Telefonat, das wir nicht gern führen wollen, oder eine Aufgabe, die wir ungern erledigen. Vielleicht findet sich jemand anders, der dies für uns erledigt. Manchmal schieben wir es auch anderen unter und spüren aber, dass wir uns nur wieder einmal gedrückt haben, etwas selbst zu machen.

Nachts tauchen diese Dinge dann plötzlich auf und kreisen im Kopf. Sie erweisen sich tatsächlich als Gerümpel, was achtlos liegengelassen wurde und nun in der Nacht danach schreit, beachtet zu werden. Es zieht Energie von uns ab. Nicht selten sind wir genervt. Ja: Wir wissen doch, dass wir so manches nicht erledigt haben. Aber: Unser Gewissen wird in der Nacht laut und lärmt im Kopf, dass wir dies ja nicht noch einmal vergessen. Damit wir nicht wieder vergessen, kreisen nun die Gedanken um diese zu erledigenden Dinge, sie werden groß und mächtig. Sie formieren sich zu überzogenen, oft verzerrten Wichtigkeiten. Am nächsten Morgen denken wir: «Was habe ich mich da nur hineingesteigert.»

Nutzen Sie in diesem Falle die Notizen in der Nacht in der Entrümpelungsanleitung, um Ihr Gehirn zu entlasten. Tagsüber ist es ja oft so, dass bestimmte Dinge sich gar nicht erledigen lassen. Werden Sie sich bewusst, dass es diese gibt, kümmern Sie sich darum. Nehmen Sie wahr, dass etwas noch zu tun ist. Damit ordnen Sie die Dinge sozusagen schon am Tag, sodass gar kein Gerümpel entsteht. Nur Missachtetes, achtlos Beiseitegeschobenes neigt dazu, sich nachts störend in Erinnerung zu rufen. Geben Sie sich selbst tagsüber die Sicherheit, dass Wichtiges nicht vergessen wird, oder schreiben Sie es eben nachts auf.

Dauerhaft Belastendes

Manchmal tauchen Dinge des Tages auf, die uns belasten und die wir nicht wegschieben können. Wir haben sie am Tag schon nicht bewältigt, und in der Nacht werden diese Belastungen noch größer. Nachts verzerren sich die Belastungen. Sie erscheinen überdimensioniert groß und unlösbar. Sie haften an uns, und es gelingt nicht, sie loszuwerden. Das Anhaften ist das Problem. Gelassenheit fällt vielen Menschen schwer. Sie bleiben zwanghaft bei den Gedanken und kreisen um das Belastende. Lösen scheint nicht möglich. Fürs Schlafen brauchen wir Entspannung und Loslassen, Anhaften lässt uns nicht zur Entspannung kommen.

Indem wir mit der Selbstakzeptanzübung in der Entrümpelungsanleitung (S. 117) Belastendes an uns heranholen, können wir mehr Gelassenheit erlangen. So können wir unter Umständen nicht nur das Negative, sondern auch die Kehrseite von den Dingen sehen. Meist haben negative Seiten auch eine positive. Wir schaffen es nur nicht, die positive Seite wahrzunehmen, weil wir mit dem Wegschieben beschäftigt sind. Lassen wir das Belastende an uns heran, so kann es manchmal auch andere Seiten offenbaren, die durchaus produktiv sein können. Nutzen Sie hierfür die Entrümpelungsanleitung, folgen Sie uns in die Abteilung für verzerrte Gefühle oder Verhalten, denn eines ist klar: In der Nacht lösen Sie Ihre Probleme nicht. Sie können sich aber von diesen Belastungen lösen! Nehmen Sie sich auch mit Ihren Belastungen an (Selbstakzeptanzübung, S. 117) und geben Sie mit dem Klopfen (S. 122) Ihrem Körper eine Verschnaufpause, sodass die Belastungen am Tag eher zu bewältigen sind als wenn sie Sie nachts noch am Schlafen hindern.

Konflikte

Konflikte mit sich selbst

Wir alle haben im Alltag Schwierigkeiten, in die wir verstrickt sind. Bei einigen sind diese aber so stark, dass sie die Nachtruhe stören. Wir können Konflikte mit uns selbst haben, aber auch mit anderen.

Konflikte mit uns selbst betreffen widerstreitende Gefühle, Wünsche, Sehnsüchte, Bedürfnisse oder Haltungen. Die meisten Menschen erwarten von sich selbst, dass sie immer eindeutig sind und wissen, was sie wollen oder wie sie sich verhalten sollen. Widerstreitende Gefühle werden nur schwer ausgehalten und als irgendwie «falsch» erlebt. Eltern, Erzieher, Lehrer, Trainer haben von Ihnen als Kind auch immer klare Entscheidungen gefordert, und so hat sich festgesetzt, dass nur eindeutige Gefühle oder Verhaltensweisen akzeptabel sind. Daher denken und fühlen viele Menschen in «Entweder-oder»- bzw. «Schwarz-Weiß»-Kategorien. Nun ist es aber so, dass wir häufig nicht eindeutig sind.

Schon die Alltagssprache unterscheidet zwischen Kopf und Bauch. Der Kopf will oft etwas anderes als der Bauch. Maja Storch[2] nennt dies zwei verschiedene Bewertungssysteme. «Die Kunst besteht darin, die beiden Bewertungssysteme gut aufeinander abzustimmen. Keines sollte zugunsten des anderen abgewürgt oder missachtet werden, denn jedes hat ein gehöriges Wörtchen mitzureden» (S. 39).

Wir pendeln nicht selten zwischen zwei oder drei widerstreitenden Strebungen hin und her und wissen nicht, wie wir uns entscheiden sollen oder können. Daraus entsteht «psychisches Unbehagen»³. Dieses innere Hin und Her ist ein häufiger Schlafräuber. In der Nacht tauchen die unterschiedlichen Gefühle wieder auf und lassen uns nicht zur Ruhe kommen. Konnten wir sie tagsüber manchmal «zum Schweigen» bringen, so werden sie nachts umso lauter, je mehr wir sie tagsüber versuchten zu ignorieren.

Die Themen können sehr unterschiedlich sein. Vielleicht, wie wir unser Leben weiterhin gestalten wollen, ob wir ins Ausland oder in die nächste Stadt gehen. Ob wir den Arbeitsplatz wechseln wollen oder uns mit ohnmächtigen Gefühlen herumschlagen, weil wir etwas nicht wagen. Stehen wir zu uns selbst, oder suchen wir die Bindung zu anderen mehr, als unserem Freiheitsdrang zu folgen? Machen wir aus Angst vor dem eigenen Wollen lieber etwas Ungefährliches? Trauen wir uns nicht, zu unseren eigenen Wünschen zu stehen? Stehen wir nicht zu uns selbst, sondern entwerten das Eigene z. B. durch zu hohe Erwartungen an uns selbst? Bei Konflikten mit sich selbst sollten Sie dringend die Entrümpelungsanleitung aufsuchen und sich hier des inneren Zwiespalts oder der Erwartung entledigen, diesen Zwiespalt sofort aufheben zu können. Ein «Sowohl-als-auch» könnte ja auch eine Lösung des Konflikts sein. Es lohnt sich! Wir stehen uns oft selbst im Weg. Ein Schwarz-Weiß-Denken führt uns oft nicht weiter. Der Alltag besteht aus viel mehr Grauschattierungen, als wir uns eingestehen.

Konflikte mit anderen

Konflikte mit anderen zeigen sich oft bei uns wichtigen Menschen. Wir können auch hier unterschiedliche Bestrebungen in uns haben. So kann ein Mitarbeiter einerseits die Anerkennung des Chefs suchen, aber andererseits auch ganz anderer Meinung sein. Er kann einen offenen Konflikt wagen oder diesen nur innerlich mit sich herumtragen. Oder eine Frau kann sich wünschen, auch einmal allein zu verreisen, aber sich nicht trauen, dies ihrem Mann zu sagen. Kinder (auch Erwachsene) können sich entwickeln wollen, aber sich nicht trauen, den Eltern zuzumuten, sich zu lösen.

Man traut sich gerade im Kontakt mit so wichtigen Menschen wie den Eltern, den Geschwistern, dem Partner, dem Chef, der Freundin/dem Freund oder Verwandten oft nicht, zu den eigenen, oft auch sehr zwiespältigen Gefühlen, Wünschen und Bedürfnissen zu stehen. Fremden gegenüber können wir eher unser Wollen durchsetzen. Dies liegt daran, dass uns Fremde in der Bindung nicht wichtig sind. Bei ihnen stehen wir selten in so einem Zwiespalt wie bei uns wichtigen Menschen. Beziehungen zu wichtigen Menschen können belastet sein. Aus Angst vor Ablehnung und Abwertung durch den anderen, aber auch Enttäuschung durch den anderen, werden dann die eigenen Gefühle und Bedürfnisse gar nicht ausgesprochen, sondern zurückgehalten.

Oft unterstellen wir anderen, was diese von uns erwarten. Wir wissen es gar nicht wirklich, sondern gehen von uns selbst aus und mutmaßen, dass die anderen genauso denken, fühlen und wollen wie wir. Fragt man den anderen, was er tatsächlich will, so ist man oft überrascht, dass es gar nicht so ist, wie wir gedacht haben. Insofern machen wir oft den Fehler, von uns auf andere zu schließen. Das ist tatsächlich Stoff, um unglücklich zu werden,[4] und sollte mittels der Entrümpelungsanleitung dringend entsorgt werden.

Sie kennen vielleicht die Geschichte des älteren Ehepaars, das das Fest der Goldenen Hochzeit feierte. Beim gemeinsamen Frühstück dachte die Frau: «Seit 50 Jahren habe ich immer auf meinen Mann Rücksicht genommen und ihm das knusprige Oberteil des Brötchens gegeben. Heute will ich mir endlich diese Delikatesse gönnen.» Sie schmierte sich das Oberteil des Brötchens und gab das andere Teil ihrem Mann. Entgegen ihrer Erwartung war dieser hocherfreut, küsste ihre Hand und sagte: «Mein Liebling, du bereitest mir die größte Freude des Tages. Seit über 50 Jahren habe ich das Brötchen-Unterteil nicht mehr gegessen, das ich am allerliebsten mag. Ich dachte mir immer, du solltest es haben, weil es dir so gut schmeckt.»

Im Alltag findet sich diese Haltung viel öfter wieder und macht unglücklicher, als uns bewusst ist. Sie führt nicht selten zu Spannungen in Beziehungen, aber auch besonders in uns selbst. Diese Spannungen schlagen sich wie im folgenden Fall in Schlafstörungen nieder.

Einem Controller in einer Firma ist es sehr wichtig, die richtigen Analysen im Betrieb durchzuführen. Er arbeitet genau, und es ist ihm ein Anliegen, Vorhersagen für die Firma treffen zu können. Er verzichtet auf Zeichen seiner gehobenen Position. Der Inhalt ist ihm wichtig, nicht das Geld, ein Dienstwagen oder ein großes Büro. Sein Chef ist daran gewöhnt, die Wichtigkeit einer Position in der Firma an solchen Äußerlichkeiten deutlich zu machen. Er möchte dem Controller als Zeichen seiner Wertschätzung eine gehobene Position geben. Der Controller versteht dies als Angriff gegen sich, da es ihm ja nicht auf solche Zeichen ankommt. Er fühlt sich von seinem Chef angegriffen und weggelobt. Er will seinen Posten nicht hergeben und grübelt jede Nacht, warum sein Chef ihn nicht schätzt und wie er sich wehren kann. Auf die Idee, etwas für sich innerhalb seiner Position zu fordern oder die neue Position als Zeichen einer Wertschätzung durch den Chef zu sehen, kommt er nicht. Er hat nur im Kopf, wie er die Situation beurteilt, und schließt von sich auf den Chef. Nächtliche Schlafstörungen führen schließlich zu einer Arbeitsunfähigkeit. Der Controller entzieht sich dem Konflikt mit dem Chef durch Entkräftung.

Gefühle

Gefühle können den Schlaf erheblich stören. Wir werden einige dieser Gefühle ansprechen und denken, dass Sie sich zumindest mit einem Teil Ihrer Gefühle wiederfinden. Einigen Menschen ist sehr klar, um welche belastenden Gefühle es sich bei ihnen handelt. Anderen hilft es, wenn Gefühle benannt werden, um das Eigene darin wiederzuerkennen. So manches, was wir lesen, wissen wir selbst. Oft ist es aber eher nur dumpf spürbar, aber es wird klarer, wenn es in Worte gefasst und geschrieben dasteht. Das ist ein ganz natürlicher Prozess, der schon den Beginn des Lebens ausmacht. Gefühle zu benennen, lernen wir in der Kindheit von den nahen Menschen um uns herum. Diese spiegeln uns durch ihre Reaktion auf unsere Gefühle wider, wie wir etwas einzuordnen haben. Macht ein Kind etwas Besonderes, richtet es sich z. B. das erste Mal im Leben allein auf, ist es sehr stolz und erfreut. Diese Gefühle findet es in der Reaktion der Eltern wieder, indem diese sich freuen, es zeigen, es sagen und das Kind loben. So lernen wir uns im Kontakt mit anderen selbst kennen und lernen, Gefühle zu benennen. Wir können aber auch in uns fühlen, was andere fühlen. Je nachdem, wie in der Familie mit den Gefühlen umgegangen wurde, haben wir gelernt, unsere Gefühle und die der anderen wahrzunehmen, sie zu deuten und ihnen einen Stellenwert in unserem Leben zu geben.

Wissenschaftlich wurde dies anhand der Arbeiten von Rizzolatti[5] zu Anfang der neunziger Jahre des letzten Jahrhunderts mit der Entdeckung der Spiegelneuronen belegt. Spiegelneuronen sind «Nervenzellen, die im eigenen Körper ein bestimmtes Programm realisieren können, die aber auch dann aktiv werden, wenn man beobachtet oder auf andere Weise miterlebt, wie ein anderes Individuum dieses Programm in die Tat umsetzt»[6]. Rizzolatti schreibt: «Das Spiegelneuronensystem ist für das Entstehen dieses Erfahrungsbereichs offenbar so entscheidend, dass es unserer Fähigkeit zugrunde liegt, nicht nur als individuelle, sondern auch und vor allem als gesellschaftliche Subjekte zu handeln. Mehr oder weniger komplizierte Formen der Nachahmung, des Lernens sowie der gestischen und sogar verbalen Kommunikation finden tatsächlich eine genaue Entsprechung in der Aktivierung bestimmter Spiegelschaltungen. Mehr noch: Schon unsere Möglichkeit, die emotionalen Reaktionen der anderen zu verstehen, ist an ein bestimmtes Ensemble von Bereichen gebunden, die sich durch Spiegeleigenschaften auszeichnen. Nicht nur Handlungen, auch Emotionen scheinen unmittelbar geteilt zu werden: Nehmen wir bei anderen Schmerz oder Ekel wahr, so werden dieselben Bereiche der Großhirnrinde aktiviert, die beteiligt sind, wenn wir selbst Schmerz oder Ekel empfinden. Dies zeigt, wie tief verwurzelt und stark die Beziehung ist, die uns mit anderen verbindet, oder wie bizarr es ist, sich ein *Ich* ohne ein *Wir* vorzustellen» (S. 15).

Die Entdeckung der Spiegelneuronen macht auch verständlich, dass wir sogar, je nach familiärer Prägung, zu bestimmten Gefühlen mehr Zugang haben als zu anderen. So begegnen uns eventuell immer wieder die gleichen Gefühle, und wir sagen: «Warum habe gerade ich immer wieder dieses Gefühl?» Wenn es sich um belastende, sich negativ auswirkende Gefühle handelt, sollten Sie die Entrümpelungsanleitung aufsuchen. Sie sollten sich solche Gefühle näher ansehen, sich ihrer annehmen und etwas ändern, damit mehr Raum für andere Gefühle bleibt. So kann es zum Beispiel in einer Familie immer zu dem Gefühl kommen, benachteiligt zu werden und anderen zu neiden, was sie haben. Die Wahrscheinlichkeit, dass Kinder dieser Familie im Erwachsenenalter ähnliche Gefühle haben, ist dann sehr hoch.

Haben wir Gefühle wahrgenommen, kommt es nun darauf an, wie wir mit ihnen umgehen. Auch das lernen wir in der Familie. So hat ein Kind unter Umständen Angst, auf einem Klettergerüst weiter hochzusteigen. Die eine Mutter ermutigt es, seine Angst zu überwinden und noch ein kleines Stückchen höher zu gehen, so hoch, wie es für die Fähigkeiten dieses Kindes machbar ist. Die andere Mutter ist eventuell selbst sehr ängstlich und beobachtet besorgt die Kletterei des Kindes. Wenn das Kind nun Angst zeigt, wird diese Mutter möglicherweise dem Kind eher raten, doch lieber nicht weiterzuklettern, sondern herunterzukommen. Der Umgang mit dem Gefühl Angst kann also sehr unterschiedlich sein und wird in der Familie gelernt.

Wenn wir nachts nicht schlafen können, kann das an Gefühlen liegen, mit denen wir irgendwie nicht fertigwerden. In den seltensten Fällen ist das Freude oder ein anderes positives Gefühl. In diesem Falle werden wir das Wachen meist als unproblematisch erleben und uns unserer Freude hingeben. Meist handelt es sich aber um negative, irgendwie übermäßige Gefühle, die in einer verzerrten, überdimensionierten Weise wahrgenommen werden. Bei diesen dysfunktionalen Gefühlen sind die Übungen am Ende des Buches hoch wirksam (S. 107).

Wir können nicht alle Gefühle erschöpfend ansprechen, sondern verweisen auf die Darstellung im Buch *Feng Shui gegen das Gerümpel im Kopf*[7]. Dort werden Sie sicher noch weitergehend fündig.

Ärger

Ärger ist eines der zentralen nächtlichen Gefühle, welches uns am Schlafen hindert. Deshalb sprechen wir es als Erstes an. Ärger bedeutet, dass jemand gefühlsmäßig negativ auf eine Situation reagiert, die er ändern will. Ärger ist der kleine Bruder von Wut. Wir schmoren vor uns hin und können uns nur schwer von dem Auslöser des Ärgers entfernen. Ärgern können wir uns über alles Mögliche. Die meisten ärgern sich aber zuallererst über sich selbst: Wir ärgern uns, dass wir wach liegen und schon wieder eine Nacht da ist, in der wir nicht schlafen können. Gedanken kreisen darum, wieder eine durchwachte Nacht zu haben und wie man den nächsten Tag überstehen soll.

Typische Gedanken sind: O Gott, wie soll ich den nächsten Tag überstehen, jetzt liege ich schon wieder wach, anstatt, wie andere Menschen auch, zu schlafen? Was ist nur los mit mir, dass ich nicht schaffe, das Einfachste der Welt zu tun, nämlich zu schlafen? Oder: Jetzt liege ich schon die dritte Nacht hintereinander wach, das muss doch mal aufhören! Jetzt stell dich nicht so an und komm endlich zur Ruhe!

Ärger über sich selbst

Wir ärgern uns über uns selbst, beschuldigen uns, ertappen uns sozusagen auf frischer Tat, schon wieder nicht zu schlafen, sobald wir nachts wach werden. Das erste Anzeichen des Wachseins deuten wir als Schlafstörung und nehmen uns damit die Möglichkeit, wie jeder andere Schläfer auch einfach mal in der Nacht wach zu sein und wieder einzuschlafen. Der Ärger lässt keine Entspannung zu, und die innere Aufforderung, jetzt *gefälligst* zur Ruhe zu kommen, bewirkt genau das Gegenteil. In Kapitel 1 haben wir den gesunden Schlaf beschrieben. Beim gesunden Schlaf ist es die Regel, dass man nachts kurz wach wird. Nun ist es eine Frage der Bewertung, ob wir ein kurzes Wachsein als Zeichen unserer Schlafstörung sehen oder nicht. Eine chronische Schlafstörung löst nachts eine Reaktion aus, die übersensibel abläuft. Schon die Wahrnehmung des Wachseins lässt die Stressreaktion in Gang kommen. Andere Schläfer nehmen das Gleiche wahr und schlafen einfach weiter. Nicht so, wer eine Schlafstörung hat. Wer darauf ärgerlich reagiert und sich selbst unter Druck setzt, *wieder einschlafen zu müssen*, der zeigt eine Überreaktion.

> Zunächst wäre dann ratsam, sich bewusstzumachen, dass nächtliches Wachsein ganz natürlich ist. Gehen Sie mit sich freundlich und fürsorglich um. Denken Sie: Aha, ich bin kurz wach, aber schlafe bestimmt gleich wieder ein, kuschle mich ins Bett und versuche, mich wohl zu fühlen. Sollten Sie dann dennoch nicht gleich wieder schlafen können, suchen Sie die Entrümpelungsanleitung auf, um sich nachts beim Wiedereinschlafen zu helfen.

Das Ärgern kann sich auswirken wie eine sich selbst erfüllende Prophezeiung. Das ist eine Vorhersage, die sich deshalb erfüllt, weil man sich meist unbewusst so verhält, dass sie sich erfüllen muss. Ich ärgere mich über das Wachwerden und provoziere damit, dass ich nicht schlafen kann, und bestätige mich in meiner vorgefassten Erwartung, dass ich nicht schlafen kann. Wenn Sie sich selbst einen Vorwurf machen und sich über sich selbst ärgern, weil Sie schon wieder nicht schlafen können, dann vertiefen Sie das Problem. Grundsätzlich ist eine Haltung, sich selbst anzunehmen, wichtig. Sie haben schon ein schwieriges Problem mit Ihrer Schlafstörung, da würde es das Problem noch vertiefen, wenn Sie sich selbst über sich ärgern und abstrafen. Im Gegenteil, ein Annehmen Ihres Problems, eine Hinwendung zu sich selbst auf eine freundliche Art, ist der Lösungsweg.

Wenn Sie nun sagen, dass Sie einfach nichts gegen Ihren Ärger tun können, dann mag das ja bisher so gewesen sein, aber vielleicht ist es ja doch möglich, etwas zu ändern? Schließlich lesen Sie dieses Buch und haben sicher eine Hoffnung, dass Sie wieder schlafen können. Richten Sie Ihre innere Aufmerksamkeit auf die Möglichkeit für eine Veränderung, dann kann sie eher geschehen, als wenn Sie von vornherein davon ausgehen, dass nichts hilft. Schauen Sie dazu in der Entrümpelungsanleitung bei den Big-Five-Lösungsblockaden auf den ersten Punkt (S. 152) und erleben Sie, sich mit Ihrem Problem selbst anzunehmen.

Ärger über andere

Nachts taucht auch besonders oft der Ärger über andere auf. Wir wollen etwas ändern, können es aber nicht oder sehen zumindest nicht den Weg dahin, wie sich der Ärger lösen könnte. Wenn wir uns über andere ärgern, bezieht sich das meistens auf Situationen, die wir am Tag erlebt haben. Dies können einmalige Situationen an diesem Tag gewesen sein, oder es können Situationen sein, die uns chronisch begleiten. Wenn uns der Ärger in der Nacht am Schlafen hindert, ist es ein Zeichen, dass wir am Tag nicht damit fertiggeworden sind. Eventuell haben wir ihm gar nicht genug Beachtung geschenkt und sind überrascht, wie stark er in der Nacht auftaucht; vielleicht haben wir ihn auch bewusst nicht haben wollen. Wir würden gern «über den Dingen stehen», tun es aber nicht immer. Dann kommen diese nachts wieder hoch, wenn wir nicht mehr so wachsam sein können, den Ärger wegzuschieben.

So taucht der Ärger über Kollegen auf, von denen wir uns ausgenutzt fühlen, oder über den Chef, von dem wir uns ungerecht behandelt fühlen. Der Ärger über den Partner, weil er wieder einmal etwas gemacht hat, was wir schon oft angesprochen haben, oder über unser Kind, das sich nicht so verhält, wie wir es uns wünschen. Wenn Ärger nun eine gefühlsmäßige Reaktion auf etwas ist, was man ändern will, so ist dies bei anderen Menschen schwer möglich. Ändern kann man nur sich selbst, nicht die anderen. Deshalb erleben wir neben dem Ärger auch noch Ohnmacht, da wir dem anderen unser Verhalten nicht verordnen können. In der Nacht lässt sich eine Veränderung nun gar nicht mehr herbeiführen, daher sollten Sie sich in diesem Fall für die Nacht über das Klopfen der Einschlafschwierigkeit zuwenden und für den Tag an Ihrem Ärger arbeiten. Dazu ist wiederum die Entrümpelungsanleitung der geeignete Weg.

Mein Ärger lässt mich nicht mehr los

Eine Arzthelferin hat seit eineinhalb Jahren Krebs. Sie fing schnell wieder zu arbeiten an, da ihre alte Arbeitsstruktur sich kurz vor der Krebserkrankung verändert hatte. «Heute denke ich, ich hätte noch ein paar Wochen gebraucht, bevor ich wieder arbeite. Damals dachte ich, ich muss so schnell wie möglich wiederkommen.» Eine Kollegin war in den Ruhestand getreten, zwei neue Halbtagskräfte waren statt dieser Kollegin eingestellt worden. Sie fühlte eine große Verantwortung für ihre Arbeit, aber auch Schuldgefühle, so kurzfristig ausgefallen zu sein. Die Neuen waren noch nicht eingearbeitet. Hinzu kam eine Abhängigkeitserkrankung einer der neuen Kolleginnen, welche sich im Lauf der Zeit zeigte. Unsere Arzthelferin kompensierte mit mehr Arbeit die mangelnde Arbeit der Kollegin, ärgerte sich, schluckte dies hinunter und konnte nachts vor Ärger über die Kollegin, aber auch über sich selbst, nicht schlafen. Morgens wachte sie total erschöpft auf und hatte Angst, sich hinsichtlich des Krebses noch mehr zu schaden. So kam sie mit starken Schlafstörungen in Behandlung.

Eine Übung, welche auch in anderen Zusammenhängen[8] genutzt wird, kann Ihnen vielleicht helfen, zu lernen, mit dem Ärger anders umzugehen. Sie können sie regelmäßig am Tag anwenden, damit sie sich einprägt, oder in der Nacht bei akutem Gerümpelstau im Kopf.

Übung: Erlangung von Gelassenheit

Klopfen Sie den Thymuspunkt (siehe Klopfpunkte in der Entrümpelungsanleitung) und sagen Sie sich Folgendes:
Man gebe mir die Gelassenheit, Dinge hinzunehmen, die ich nicht ändern kann, den Mut, Dinge zu ändern, die ich ändern kann, und die Weisheit, das eine vom anderen zu unterscheiden.

Wut

Wut ist eine viel stärkere Reaktion als der Ärger. Sind wir wütend, dann reagieren wir meist impulsiv und aggressiv, oder wir unterdrücken diese Wut mit einer großen inneren Kraftanstrengung. Wir werden wütend, wenn wir in Situationen sind, die wir als sehr unangenehm empfinden.

Wut löst eine starke Stressreaktion im Körper aus. Stresshormone werden ausgeschüttet und kreisen stundenlang in unserem Blut. Wir spüren eine innere Erregung und Aktivierung, die uns in eine Unruhe und Anspannung versetzt. Unterdrücken wir Wut dauerhaft, dann wirkt sich dies auf den Cholesterinspiegel, den Blutdruck und den Stoffwechsel aus. Aber auch das psychische Wohlbefinden ist beeinträchtigt, und es kommt oft zu Depressionen oder Süchten. Nachts kommt es dann dazu, dass die Wut hochkommt und wir auf der unangenehmen Situation und unserer Reaktion darauf herumkauen. Nicht selten entsteht so auch das nächtliche Knirschen mit den Zähnen. Wir verbeißen uns regelrecht in die Wut. Sollten Sie Anlass zur Wut haben, nutzen Sie tagsüber die Entrümpelungsanleitung, um die Wut zu verarbeiten, und im nächtlichen Notfall folgen Sie auch hier den Anregungen für die Nacht.

Sorgen

Sorgen sind immer auch Befürchtungen, die Sie in negativen Gefühlen in die Zukunft blicken lassen. Die Aufmerksamkeit ist darauf eingeengt, dass etwas nicht gelingen könnte, schiefgeht oder sich nicht gut entwickelt. Sorgen entstehen häufig, wenn wir glauben, Situationen nicht kontrollieren zu können, aber gern die Kontrolle hätten. Sich zu sorgen bedeutet dann, wieder einen kleinen Schritt in Richtung Kontrolle zu suchen. Der Preis für diesen Versuch, wieder Kontrolle zu erlangen, ist aber hoch. Denn sorgt sich jemand, ist er meist gerade inaktiv, nur das Gehirn läuft auf Hochtouren. Es ist mit der Zukunft beschäftigt und malt sich alles nur Erdenkliche aus. Aber wissen wir denn, was in der Zukunft liegt? Alles Mögliche ist möglich!

Der Sorgende blickt höchst einseitig auf diese Dinge und übersieht in der Regel die möglichen positiven Entwicklungen. Sorge findet sich oft, um so die Illusion zu bekommen, etwas im Griff zu haben, was ansonsten in bedrohlicher Weise ohnmächtige Gefühle auslösen könnte. Es lohnt sich ein Gang in die Sorgenentrümpelungskammer (S. 122) innerhalb der Entrümpelungsanleitung.

Aber auch tatsächliche Sorgen oder Probleme sind gefühlsmäßig schwer auszuhalten. Sie neigen dazu, dass wir nachts mit ihnen beschäftigt sind, lassen uns nicht schlafen und können doch in der Nacht nicht verändert oder behoben werden. Gerade bei Sorgen, die als Lebensbelastung erlebt werden, sollten Sie die Entrümpelungsanleitung aufsuchen und sich entlasten. Denn es hilft weder Ihnen noch anderen, wenn Sie sich neben der schweren Lebenssituation auch noch den Schlaf nehmen.

In der Sorge steckt aber auch Fürsorge. Wir wollen oft anderen etwas Gutes tun oder machen uns Sorgen darum, dass es anderen gutgeht. Damit sind häufig positive Gefühle verbunden. Diese können aber auch vom anderen als übergriffig erlebt werden. Für uns selbst ist eine solche Fürsorge problematisch, wenn sie uns die Nachtruhe raubt. Spätestens dann sollten wir überdenken, ob es noch das richtige Maß ist, mit dem wir uns fürsorglich zeigen.

Angst

Ängste sind Schlafräuber allererster Güte. Sie werden am Tag schon oft als unerträglich wahrgenommen. In der Nacht steigern sie sich durch die starke Aufmerksamkeitslenkung aber oft ins Unermessliche. Angst entsteht, wenn wir Situationen als bedrohlich empfinden. Angst hat entwicklungsgeschichtlich die wichtige Funktion, die Sinne zu schärfen, Schutzmechanismen in Gang zu setzen und uns Kraft und Energie zur Verfügung zu stellen, sodass wir schnell reagieren können.

Der Neandertaler musste früher auf ein gefährliches Tier mit Flucht oder Angriff – also einer Körperreaktion – reagieren. Dafür brauchte er schnell viel Energie. In der Angstreaktion wird diese Energie zur Verfügung gestellt. Angst ist also ein durchaus wichtiger, sinnvoller Mechanismus. Er läuft noch genauso ab wie vor Tausenden von Jahren, und genau das ist das Problem: Wir haben heute Ängste, die oft nicht mit einer körperlichen Aktion beantwortet werden können. Ängste entstehen oft in unserem Kopf, allein die Erinnerung an eine ängstigende Situation lässt uns mit Angst reagieren. Das ganze Programm der Angst- oder Stressreaktion läuft dann in unserem Körper ab, auch wenn wir nicht flüchten oder angreifen können oder müssen.

Was sind das für körperliche Reaktionen? Es findet sich eine erhöhte Aufmerksamkeit der Sinne und der Muskelspannung, ebenfalls erhöhen sich Blutdruck und Herzfrequenz, die Atmung wird flacher und schneller, Energie wird in den Muskeln bereitgestellt. Schwitzen, Zittern und Schwindelgefühle bis hin zur Ohnmacht kommen vor, ebenso wie Übelkeit oder Atemnot. Magen, Darm und Blase reagieren. All diese Symptome werden wahrgenommen und als bedrohlich bewertet, wenn kein direkter angstauslösender Bezug für uns herstellbar ist. Wenn wir vor einem Tiger stehen, würden wir diese Angstreaktion als «normal» auffassen. Aber die Angst, die wir in unserem Alltag erleben, kommt oft auf so leisen Sohlen daher, dass wir sie gar nicht wirklich bewusst wahrnehmen. Wir nehmen dann nur die Körperreaktion wahr und fühlen uns bedroht durch den eigenen Körper!

Wir haben Angst, krank zu sein oder verrückt zu werden. Ängste können sich dann darum drehen, dass wir eine chronische Erkrankung haben, einen Herzinfarkt bekommen, ohnmächtig werden, bis hin zu Todesängsten. Oder wir fürchten, dass andere unsere Ängste bemerken, und reagieren mit sozialer Angst. Oder wir verbinden die Angst mit bestimmten Dingen wie Schlangen, Spinnen, Flugzeugen oder Situationen wie engen Räumen, weiten Plätzen oder Warten in der Schlange im Supermarkt. Diese Ängste werden dann Phobien genannt.

All diese Ängste lösen eine Stressreaktion im Körper aus, sodass Stresshormone ausgeschüttet werden und das vegetative Nervensystem angestoßen wird. Diese Reaktion wird durch die Amygdala, die wir schon bei dem gestörten Schlaf (siehe Seite 32) kennengelernt haben, gesteuert. Werden wir an ängstigende Situationen erinnert, kann es sein, dass nun die gleiche Stressreaktion abläuft wie in der eigentlichen Situation. Nachts tauchen die Ängste wieder auf, da wir dann weniger von Alltagsdingen abgelenkt werden. Ein bloßer Gedanke daran kann wieder zu

Angst führen. Oft ist einem der Gedanke gar nicht bewusst, sondern nur die Reaktion wird bewusst wahrgenommen. Im Zustand des Einschlafens können wir uns auch nicht so gut gegen die Angst wehren, und so steigern wir uns nachts nicht selten in Ängste hinein, erleben sie als größer, als sie tatsächlich sind, und sehen schwärzer als am Tag.

Wer Angst hat, versucht diese meist zu vermeiden. Es fühlt sich besser an, der Angst aus dem Weg zu gehen und sich ihr nicht zu stellen. Konfrontieren wir uns nicht, dann haben wir auch keine Angst, so denken wir. Dies ist leider ein Trugschluss. Denn erstens neigt die Angst dazu, sich auszuweiten und immer mehr Bereiche zu erfassen; außerdem braucht man ja nur an die Angst zu denken, schon ist die Stressreaktion des Körpers wieder da. Zweitens untergraben wir so unser Selbstvertrauen und fühlen uns zu schwach, der Situation gewachsen zu sein. Drittens tauchen diese Ängste oft nachts auf und rauben uns den Schlaf.

Bei Ängsten können Sie den wirksamen Anweisungen der Entrümpelungsanleitung folgen und damit die Stressreaktion sofort auflösen. Sie können sie sofort anwenden, wenn bei Ihnen eine Angst auftaucht, dann braucht Ihr Körper nicht so stark zu reagieren. Tauchen die Ängste nachts auf, so bearbeiten Sie diese nach der Entrümpelungsanleitung (S. 160).

Tagsüber sollten Sie außerdem etwas tun, was der Neandertaler auch tat: sich bewegen. Die Stressreaktion stellt Energie für Bewegung bereit und macht noch nach Stunden «nervös», wenn sie nicht durch Bewegung abgebaut wird. In den Muskeln wird die Energie umgewandelt. Also gehen Sie schnell spazieren, walken oder joggen Sie. Fahren Sie Fahrrad oder spielen Sie Federball, Tennis, Fußball oder gehen Sie boxen oder toben mit dem Hund oder den Kindern. Machen Sie Sport und erlauben Sie so Ihrem Körper, die Energie in Bewegung umzuwandeln. Bleiben Sie auf gar keinen Fall auf dem Sofa sitzen und denken sich: erst mal ausruhen. Ausruhen können Sie nach der Bewegung. Der Neandertaler konnte sich nicht erst mal ausruhen und sich entspannt dem Tiger gegenüber hinsetzen!

Es gibt eine spezielle Angst, die oft nachts auftaucht. Das ist die Zukunftsangst. Wir ängstigen uns, wenn wir keine Ablenkungen haben, oft in die Zukunft hinein. Angst vor dem Verlust der Arbeit, dem Wohlergehen der Kinder, der Treue des Partners, dem möglichen Tod oder einer Trennung eines geliebten Menschen. Ist das der Fall, gelingt oft eine Beruhigung nicht, sondern es wird eher stark katastrophisiert. Die Selbstakzeptanzübung in der Entrümpelungsanleitung kann bei diesen Zukunftsängsten für eine Beruhigung sorgen und so nachts zu mehr Ruhe und Gelassenheit führen.

Ich seh nur noch schwarz

Eine Frau Mitte 30 hatte einen ausgeprägten Kinderwunsch. Sie probierte seit einem Jahr, ein Kind auf natürliche Weise zu bekommen, und begann an sich selbst zu zweifeln. Nachts wurde sie immer unruhiger. Sie schlief zunächst durch, war aber am nächsten Morgen nicht erholt, sondern fühlte sich wie zerschlagen. Als durch Zufall ihr Freund ihr sagte, dass er eventuell eine körperliche Ursache für die Kinderlosigkeit habe, welche er ganz verdrängt hatte, wurde sie so unruhig, dass sie nachts gar nicht mehr schlief. Sie hatte schlimme Gefühle, dachte nur noch negativ an die weit entfernte Zukunft der Kinderlosigkeit. Mit der Klopftechnik konnte sie zunächst einen differenzierten Zugang zu ihren Gefühlen bekommen. Sie fühlte sich ausgeliefert und hatte das Gefühl, nicht handeln zu können. Dies Gefühl war so unerträglich, dass sie sich immer mehr hineinsteigerte. Mit dem Klopfen gelang ihr schließlich eine Distanzierung. Nachts klopfte sie ihre Zukunftsängste und im Anschluss daran ihre Einschlafschwierigkeit. Danach konnte sie wieder ruhiger schlafen und mit mehr Gelassenheit an das Problem herangehen.

Scham und Peinlichkeit

Scham ist das schmerzvolle Gefühl, wenn wir uns bei einer Schwäche, einem Versagen, einer Kränkung ertappt fühlen. Wir fürchten uns vor einer Bloßstellung, der Schande, dass andere etwas mitbekommen, was wir selbst geheim halten wollten. Scham hat immer etwas damit zu tun, dass unsere Intimitätsgrenze überschritten worden ist. Allein die Befürchtung, dass dies der Fall sein könnte, reicht für die Entwicklung von Schamgefühlen aus. Aus Vorsicht vor einer möglichen Beschämung handeln wir so, dass wir uns verbergen, denn wir fürchten eine Herabsetzung unseres Selbstwertgefühls.

Schamgefühle entstehen in der Kindheit, wenn wir erkennen müssen, dass wir bestimmte Dinge nicht können. Wir erleben mit der Scham den Unterschied zwischen uns und anderen. Kleine Kinder erleben sich selbst zunächst als uneingeschränkt toll und richtig. Sie lernen im Kontakt mit anderen Menschen, zwischen sich und anderen zu unterscheiden und die eigene Großartigkeit zu begrenzen, um sich selbst realistisch einschätzen zu können. Dadurch entsteht ein Prozess der Selbstfindung und Individuation, der sehr wichtig ist. Daher ist Scham, wenn sie in verträglichen, kleinen Mengen erlebt wird, durchaus etwas Förderliches in unserer Entwicklung. Wir entwickeln ein realistisches Bewusstsein für das Selbst und das Fremde.

Umgekehrt ist Stolz das Gegenteil von Scham, und auch dieser entwickelt sich aus genau dieser Spannung heraus. Bei Stolz wird der Glanz im Blick des anderen ausgelöst; Scham wird dagegen empfunden, wenn andere ihre Blicke abwenden oder ihre Missbilligung ausdrücken. Unser Selbstwertgefühl hängt davon ab, wie wir uns selbst sehen und uns von anderen gesehen fühlen. Auch wir selbst können über uns selbst Scham empfinden. Wir beobachten uns selbst, und auch darin kann dann eine Quelle der Scham liegen. Als Kind mussten wir noch viel im Umgang mit anderen lernen, als Erwachsener übertreiben wir meist unsere Schamgefühle. Das kommt daher, dass wir uns in solchen Situationen wieder so klein fühlen wie als Kind. Wir werden gefühlsmäßig in eine frühere Zeit zurückkatapultiert, in der wir uns noch nicht richtig beruhigen und einschätzen konnten. Wir mussten es damals ja erst lernen.

Scham ist für den Erwachsenen ein Ausdruck davon, dass wir nicht zu allem in uns selbst stehen. Wenn wir uns aber so annehmen, wie wir sind, mit allen guten Fähigkeiten und schwachen Seiten, so verringert sich immens das, worüber wir uns schämen könnten. Denn dann kann auch jeder andere sehen, wie wir sind, ohne dass wir Scham oder Peinlichkeit empfinden müssen. Scham entsteht also durch den Blick von anderen auf uns selbst oder von uns selbst auf uns. Krankhafte Scham wird geheilt durch Selbstannahme.

Gerade nachts tauchen solche Schamgefühle oft als sehr belastend auf, weil sie sich nicht durch Ablenkung wegschieben lassen. Scham ist dann wie eine Schlange, die uns Negatives über uns einflüstert: Widerstehen wir ihr, geht es uns gut; erliegen wir ihr, so quälen wir uns die ganze Nacht. Haben Sie nachts Peinlichkeitsgefühle, oder empfinden Sie Scham für das, was am Tag geschah, dann nehmen Sie in sich das an, was Sie beschämt. Stehen Sie dazu, indem Sie folgende Übung anwenden: «Auch wenn ich etwas getan habe, was mich beschämt, liebe und akzeptiere ich mich so, wie ich bin», und reiben Sie den Selbstakzeptanzpunkt (siehe die Entrümpelungsanleitung, S. 117).

Schuldgefühle

Schuldgefühle sind sehr mächtige nächtliche Energieräuber und wirken sich als Gerümpel aus. Haben wir Schuldgefühle, geben wir uns eine Verantwortung für etwas, was passiert ist oder was passieren könnte. Wir haben bewusst oder unbewusst das Gefühl, etwas falsch gemacht zu haben. Wir reagieren mit körperlichen Stressreaktionen, welche meist schwächer sind als bei der Angst und der Scham.

Man muss unterscheiden zwischen dem Schuldbewusstsein und dem Schuldgefühl. Schuldbewusstsein entsteht, wenn man reale Schuld auf sich geladen hat. Man sollte darauf angemessen mit Reue und dem Versuch der Wiedergutmachung reagieren. Schuldgefühle sind irrational. Wir verknüpfen meist unsere ganze Person mit dem Fehler, den wir meinten begangen zu haben, und nicht mit der Situation, in der der Fehler passierte. Wir reagieren mit Schuldgefühlen auf Verstöße gegen Normen, Gebote und Verbote. Die Nichterfüllung einer sittlichen oder moralischen Pflicht lasten wir uns als Schuldgefühl an. Oft sind für andere die Auslöser nicht nachvollziehbar.

Erwartungshaltungen an sich selbst oder Erwartungen durch andere lösen Schuldgefühle aus. Wir gehen mit uns selbst oft strenger um als mit anderen. Wir erwarten von uns mehr und entwerten uns, wenn wir diesen Erwartungen nicht entsprechen. Wir fürchten uns davor, vor uns selbst oder anderen als egoistisch dazustehen, und tun lieber alles, um nicht in den Geruch des Egoismus zu kommen. Dabei verwechseln wir oft grundlegende Selbstfürsorge mit Egoismus. Egoistisch in diesem negativen Sinne ist, wer ausschließlich seine eigenen Belange verfolgt und das u. U. sogar zulasten von anderen. So verhalten sich die meisten, die fürchten, egoistisch zu sein, aber nicht. Sie stellen eher das eigene Wollen und Tun zurück und sind dabei oft nicht selbstfürsorglich.

Stellt jemand Erwartungen an uns, wie wir uns verhalten sollen, so kann das eventuell gegen unser eigenes Wollen gehen. Wir können dann mit zwei verschiedenen Reaktionen antworten: Wir können das eigene Wollen zurückstellen und uns dabei unterdrückt oder erpresst fühlen; oder wir haben Schuldgefühle, wenn wir unsere eigenen Interessen gegen die des anderen durchsetzen. Machen wir uns klar: Jeder ist für seine eigenen Belange und Gefühle selbst verantwortlich. Niemand sollte erpresst werden, sich auf eine bestimmte Art zu verhalten, denn dann belastet es die Beziehung, sein eigenes Wollen zugunsten des anderen zurückgestellt zu haben. Nur wenn man etwas freiwillig, d. h. offen und ohne Druck, macht, ist es für die Beziehung förderlich und in Ordnung.

Fühlen wir uns schuldig, sollte das für uns ein Warnsignal sein, wachsam zu sein. Es stimmt meist etwas nicht, und das sollte Grund genug sein, mit den Übungen der Entrümpelungsanleitung gegen das Schuldgefühl vorzugehen. Liegen Sie nachts wach mit Gefühlen, etwas falsch gemacht zu haben und sich dafür zu be- oder verurteilen, dann ist es Zeit, sich mit mehr Selbstfürsorge und Selbstakzeptanz zu begegnen. Sie helfen niemandem, wenn Sie nachts daliegen und grübeln, schon gar nicht sich selbst.

Ohnmacht

Ohnmacht ist ein seelischer Zustand der Machtlosigkeit, welcher als Kontrollverlust mit erheblichen Stressgefühlen erlebt wird. Erleben wir Ohnmacht, fühlen wir uns hilflos. Wir sehen keine Alternativen, keine Möglichkeiten des eigenen Handelns und keinen Raum für eigene Entscheidungen. Wer sich ohnmächtig fühlt, kann sich als Opfer fühlen oder versuchen, Macht zurückzuerlangen. Beides ist beim Auftauchen der Ohnmacht in der Nacht sehr schlafbehindernd. Denn es werden intensive Gefühle wachgerufen, die verhindern, dass wir zur Ruhe kommen können.

Fühlen wir uns als Opfer, sehen wir keinen Ausweg und glauben daran, dass unsere Sicht der Dinge die einzig mögliche ist. Dabei gibt es immer Möglichkeiten des Handelns, wir sehen den Ausweg nur nicht. Die Hilflosigkeit bei der Ohnmacht ist in der Regel eine gelernte Hilflosigkeit. Wir lernen im Lauf unseres Lebens, ob wir auf unsere Stärken vertrauen können, ob wir den Ausweg aus schwierigen Situationen finden oder eher mutlos sind und nicht glauben, etwas beeinflussen zu können. Fühlen wir uns ohnmächtig und hilflos, ist es notwendig, Vertrauen aufzubauen, unsere Fähigkeiten wahrzunehmen und Selbstvertrauen zu entwickeln. Vollkommen hilflos ist man nie. Hier helfen Affirmationen, die in dem Augenblick die innere Kraft auf eine Lösung aus der Situation ausrichten, wie z.B.: «Auch wenn ich sie im Augenblick nicht sehe, gibt es eine Lösung.»

Ohnmacht kann aber auch wegen des Kontrollverlusts zu gegenteiligen Gefühlen führen. Sie kann ein intensives Bedürfnis nach Macht und Kontrolle auslösen. Nachts wirkt sich dies so aus, dass in Phantasien Macht ausgeübt und Rache an dem Verursacher der Ohnmacht genommen wird. Diese Phantasien können sehr intensiv sein, je nach erlebter Stärke der Ohnmacht und auch nach der Persönlichkeit desjenigen, der diese Ohnmacht erlebt. Solange das Bewusstsein besteht, dass es sich um Phantasien handelt, und es bei den Phantasien bleibt, können diese als Ventil für die Ohnmacht wirken und einen Ausgleich schaffen. Sie können aber auch zu übersteigerter Wut und Aggression führen und tun dann dem Wütenden alles andere als gut, da er in seiner Reaktion auf die Ohnmacht gefangen bleibt. Es ist ein Versuch, die Ohnmacht aufzulösen. Notwendig wäre es, die eigene Ohnmacht zu überprüfen und zu schauen, ob man wirklich so ohnmächtig ist und wie nicht doch eine Lösung der Situation möglich wäre.

Kränkungen

Wenn wir uns gekränkt fühlen, dann geschieht das immer durch andere. Wir erleben, dass andere uns in unserem Selbstwert herabsetzen. Dies löst Bitterkeit und Scham in uns aus. Wir versuchen meist, Kränkungen zu vermeiden. Wer das besonders oft macht, zeigt sich konfliktscheu. Denn in Konflikten ist es noch am ehesten wahrscheinlich, dass wir durch den anderen gekränkt werden.

Je nachdem, welche Erfahrung wir in unserem Leben mit Kränkungen gemacht haben, werden wir besonders sensibel oder eher gelassen mit potenziell kränkenden Situationen umgehen. Wurden wir im Elternhaus oder in der Schule oft gekränkt oder mussten oft mit ansehen, wie andere gekränkt wurden, dann reagieren wir stärker auf Kränkungen als andere. Es passiert etwas Erstaunliches: Wir regredieren, werden wieder zu dem kleinen, verletzten Kind (siehe Big-Five-Lösungsblockaden, Seite 152), was sich damals verletzt fühlte. Wir handeln dann nicht wie ein Erwachsener, sondern übermäßig und irrational. Wir selbst nehmen es meist gar nicht wahr, sondern fühlen nur ein unbestimmtes unangenehmes Gefühl. Für andere sind wir oft nicht zu verstehen, da sie uns ja in unserem richtigen Alter als Erwachsene wahrnehmen. Wir können so darin verharren, die Kränkung irgendwie zu verdauen, dass wir Tage und Nächte unter der Kränkung leiden.

Gerade die Distanzierung fällt bei einer Kränkung schwer. Viele versuchen, sich zu distanzieren, indem sie den Kontakt zu dem Kränkenden abbrechen, werden aber dennoch das Gefühl der Kränkung nicht los. Phantasien, die Arbeit hinzuschmeißen, wenn es sich um Kränkungen am Arbeitsplatz handelt, führen zu einer gewissen Entlastung, durch das Gefühl handeln zu können. Sie lösen aber nicht die innere Spannung. Trotzreaktionen sind nicht selten bei Kränkungen. Wir verhalten uns wie ein kleines Kind, was sich unverstanden und ungerecht behandelt fühlt. Das kommt eben daher, dass wir gefühlsmäßig nicht mit dem tatsächlichen Alter reagieren, sondern mit einem jüngeren Ich.

Kränkung führt häufig zu einer reflexartigen Unterstellung, dass der andere dies mit Absicht gemacht hat. Wir hinterfragen dann nicht die Motive des anderen und nehmen uns damit eine wichtige Möglichkeit, uns selbst zu korrigieren. Wir haben schon viel erreicht, wenn wir uns fragen: Wollte der andere das so, oder empfinde ich es nur so? Hat er eventuell andere Beweggründe? Hat er mich damit gemeint oder jemand ganz anderen? Oder hat er mich überhaupt wahrgenommen, d. h. bezog sich sein Handeln auf mich? Sind wir in der Lage, diese Fragen zu stellen, dann haben wir schon einen guten Schritt heraus aus der Verstrickung des Gekränktseins gemacht, denn wir erlauben uns, zu denken, dass es so oder auch ganz anders sein könnte. Das ist eine erste Form der Distanzierung.

Die Frage des Gekränktseins ist immer auch eine Frage, wie viel Macht wir dem anderen über uns einräumen. Hat jemand ein geringes Selbstwertgefühl, dann erlaubt er anderen, mehr über sich zu bestimmen, als wenn er ein starkes Selbstwertgefühl hat. Es sagt also immer viel über den Gekränkten selbst aus, wenn er sich kränken lässt. Eine Haltung einnehmen zu können, frei nach dem alten Sprichwort: «Was juckt es die deutsche Eiche, wenn sich eine Sau an ihr scheuert», wäre selbstwertförderlicher, als sich in der Kränkung festzubeißen.

Die Entrümpelungsanleitung gibt Ihnen hilfreiche Anregungen gerade bei den Big-Five-Lösungsblockaden, wie Sie in Zukunft schonungs-

voller mit sich selbst umgehen können, wenn Sie eine Kränkung empfinden. Denn machen Sie sich bewusst: Sie liegen eventuell nachts wach
und können nicht schlafen, weil Sie sich über eine erlebte Kränkung grämen, und der andere schläft wahrscheinlich in aller Seelenruhe. Wollen
Sie sich das wirklich antun? Ist Ihnen die Kränkung wirklich so viel wert,
dass Sie sie bei sich behalten wollen? Oder nehmen Sie nicht doch lieber
Abstand zur Kränkung? Die Frage ist hier eindeutig: Wie viel sind Sie sich
selbst wert?

Inneres Schrumpfen

Ein Schlafräuber erster Güte kann auch das sogenannte innere Schrumpfen sein, dass Sie sich kleiner fühlen, als Sie eigentlich sind. Das Bett ist
ja ein Rückzugsort, ein Ort, an dem wir unsere Rüstung und die uns schüt-
zende Kleidung abgelegt haben. Das Bett ist auch der Ort, der Erinnerungen an Kindheit aktivieren kann. Unser Gehirn hat sich vielleicht viele
Kindheitserinnerungen eingeprägt, die sich ausgerechnet im Bett abge-
spielt haben: Zahn- oder Ohrenschmerzen, Fieberträume, Ängste oder
das Gefühl, allein gelassen zu sein. Nicht wenige Menschen wurden auch
als Kinder zur Strafe ins Bett geschickt. Somit kann es gut sein, dass unser Gehirn manchmal automatisch in den kindlichen Erlebnismodus
wechselt, wenn wir schlaflos im Bett liegen. Schwierig wird es nun, wenn
wir an Herausforderungen des Alltags denken, während wir geschrumpft
im Bett liegen. Es versteht sich von selbst, dass diese eigentlich normalen
Herausforderungen, die wir am Tag auch meistern können, sich nachts
wie Überlastungen anfühlen. Viele nächtliche Ängste und andere schlaf-
raubende Gefühle haben einen Hauptgrund darin, dass wir innerlich geschrumpft sind, gerade vergessen haben, dass wir ja eigentlich schon
ziemlich viel Lebenserfahrung haben. Deshalb sollte man im Bett möglichst nicht über Herausforderungen des Tages nachdenken. Viele Menschen haben die Erfahrung gemacht, dass die sich übergroß anfühlenden
Herausforderungen nach dem Aufstehen und Duschen auf ein Normal-
maß zurückschrumpfen.

Sollten Sie also nachts wach liegen und von irgendwelchen emotionalen Quälgeistern geärgert werden, kann es auch hilfreich sein, sich klarzumachen, wie alt man wirklich ist. Realen Herausforderungen sollte man sich unbedingt erst nach dem Aufstehen widmen. Man könnte für sich auch ein für alle Mal definieren, dass im Bett nicht an die Arbeit oder andere Probleme oder Herausforderungen des Tages gedacht wird. Sie können sich auch nächtliche Notizen machen (Entrümpelungsanleitung) und können sich somit sicher sein, das Thema am nächsten Tag in Ruhe und mit innerer Stärkung und dem gefühlten Echtalter angehen zu können. Sollten Sie es nicht lassen können, über Herausforderungen des Tages, im Bett liegend, zu sinnieren, dann sollten Sie sich jedoch unbedingt Ihres echten Alters, Ihrer echten Lebenserfahrung bewusst sein.

Bettmeider

Wer gar nicht erst ins Bett findet, sondern noch vieles macht, trödelt oder einfach den Zeitpunkt immer weiter herauszögert, an dem er ins Bett gehen sollte, hat auch ein Problem. Die Nachtruhe ist dann meist zu kurz, er hat oft den müden Punkt mehrfach übergangen und geht nicht selten erst ins Bett, wenn er gerade nicht mehr müde ist, sondern die Vernunft sagt, jetzt doch endlich ins Bett gehen zu müssen. Ist das der Fall, dann liegt auch der Bettmeider eventuell länger im Bett wach und kann nicht einschlafen. Hier wirkt sich das Hinauszögern als schlafstörendes Gerümpel aus. Ärger über sich selbst kommt meist noch hinzu, weil man ja weiß, dass ein früheres Zu-Bett-Gehen diese Probleme gar nicht erst entstehen lassen würde. Aber «irgendetwas» reitet einen immer wieder, doch nicht ins Bett zu gehen. Was ist nun dieses «Irgendetwas»?

Nachts habe ich Zeit für mich

Ein Leiter einer Bildungseinrichtung kommt nachts nicht ins Bett. Er ist tagsüber sehr müde und kommt oft zu spät zur Arbeit, was ihn selbst ärgert. Er geht nachts meist erst um 3.00 Uhr ins Bett und steht morgens um 7.30 Uhr wieder total müde auf. Er fragt sich, warum ihm das immer wieder passiert, dass er zu spät ins Bett geht. Bei der Erkundung seines Tages wird deutlich, dass er abends sehr lange arbeitet und im Prinzip keine Freizeit hat. Er lebt eine Wochenendbeziehung, in der Woche arbeitet er oft bis 21.00 Uhr. In der Zeit danach trödelt er gern herum, es ist «seine Zeit». Selbst wenn er nur im Fernsehen hin und her zappt und er sich dauernd sagt: Geh doch schlafen, tut er es nicht. Bei der Frage, wie es bei ihm in der Pubertät war, wie er da geschlafen hat und wie es abends war, gehen seine Mundwinkel nach oben, und er grinst. Ja, da sei er oft noch viel länger als seine Eltern wach gewesen. Das sei eine schöne Zeit gewesen, da er seine Ruhe gehabt habe, keiner habe etwas von ihm gewollt, er habe einfach machen können, was er wollte, und sei auch immer viel zu spät ins Bett gegangen. Er habe sich auch irgendwie gegen die Regeln aufgelehnt und sich dabei gut gefühlt. Das scheint auch heute noch eine wichtige Qualität für ihn zu sein. Bei seinem anspruchsvollen Tag ohne Freiraum lehnt er sich nachts gegen die Regeln auf und lebt einen Teil seiner Persönlichkeit. Er schrumpft in das Gefühl des sich auflehnenden Jugendlichen, der er einmal war, weshalb «es» ihm immer wieder passiert, dass er zu spät ins Bett geht. Nachdem er Zugang zu diesen Gefühlen bekommen hatte, sorgte er an früheren Stellen seines Alltags für einen Freiraum und «brauchte» es nicht mehr, sehr spät schlafen zu gehen, um sich aufzulehnen.

Es lohnt sich, bei sich zu erkunden, was das «Irgendetwas» ist, was einen nicht ins Bett kommen lässt. Unserer Erfahrung nach hängt es oft mit einem inneren Schrumpfen auf frühere Altersstufen zusammen. Das passiert vermehrt, wenn am Tag zu wenig Freiraum für die eigenen Interessen und die eigene Person ist. Es kann auch daran liegen, dass man immer mit anderen Menschen umgeben ist, und der Freiraum besteht dann darin, dass diese Zeit in der Nacht eine ist, in der niemand etwas von einem will. Ist das der Fall, sollte man am Tag für ganz individuelle Zeit für sich selbst sorgen.

Kapitel 3:
Wie sich schlafstörendes
Gerümpel ansammelt

Sie kennen das sicher: Nachts tauchen Gefühle und Gedanken auf, die wir am Tag nicht wahrgenommen haben oder zur Seite geschoben haben, wir haben sozusagen tagsüber Gerümpel angehäuft. Nachts wird es überdimensional groß und verhindert, dass wir wieder einschlafen können. Es ist so, als ob alles Gerümpel, was sich am Tag angesammelt hat, jetzt auftauchte und keine Ruhe gäbe. Wie kommt es, dass wir so ein Gerümpel ansammeln und dann nachts davon überrumpelt werden und uns so schlecht dagegen wehren können?

Tagsüber ist ein Grundbedürfnis von uns Menschen, uns sicher und geborgen zu fühlen. Dafür brauchen wir eine materielle Absicherung in der Arbeit, Gesundheit und äußere Sicherheit. Aber wichtig ist auch eine seelische Sicherheit, die sich in Kontakten zu anderen Menschen, Wahrnehmung, Geltung und Respekt durch andere, Liebe, Geborgenheit und Selbstverwirklichung zeigt. Werden diese Bedürfnisse gefährdet, so reagieren wir mit Gefühlen darauf und bauen Mechanismen auf, die uns schützen.

Wir haben bereits in der Kindheit gelernt, Mechanismen auszubilden, die uns vor zu großer Angst oder unangenehmen Gefühlen bewahren. Diese haben sich über die Jahre reflexartig eingeschliffen und laufen automatisch ab. Wir bemerken es noch nicht einmal. Ziel dieser Mechanismen ist es, dass wir gar nicht erst wahrnehmen, wenn wir uns unwohl fühlen. Sie laufen überwiegend unbewusst ab und werden im Lauf unseres Lebens ein Teil von uns. Diese Mechanismen haben die wichtige Funktion, uns zu schützen und dafür zu sorgen, dass wir uns möglichst wohl fühlen. Ganz nach dem Motto: Was ich nicht weiß, macht mich nicht heiß. Oder: Das, was wir nicht kennen, was uns an uns selbst nicht bewusst ist, macht auch kein ungutes Gefühl.

Nur schwelen solche unguten Gefühle trotzdem weiter, sie sammeln sich als Gerümpel in unserer Seele an. Sie neigen dazu, wiederzukehren. Es kostet psychische Kraft, sie unbewusst zu halten. Tagsüber sind wir oft abgelenkt und schaffen es ganz gut, etwas, das uns belastet, fernzuhalten. Wir funktionieren in unserem Alltag; dies gelingt meist mit viel Anspannung und starker Aktivierung. Nachts lockert sich unsere innere Gegenwehr gegen die unguten Gefühle und Erlebnisse des Tages. Die Entspannung, die nötig ist, um schlafen zu können, löst auch gleichzeitig aus, dass das Problematische in unserer Seele wieder auftaucht. Dies kann entweder beim Einschlafen der Fall sein oder aber in der Nacht in den Träumen. Das Unbewusste fordert uns sozusagen auf, uns mit dem Beunruhigenden auseinanderzusetzen, sich ihm zu stellen, damit wir es besser integrieren können. Alles, was wir an uns heranlassen können, verliert psychisch seinen Schrecken. Auch Albträume können Sie mit dem Klopfen bearbeiten (S. 122).

Wenn wir nun oft nachts wach liegen und uns Gefühle und Gedanken daran hindern, wieder einzuschlafen, macht es Sinn, am Tag mit mehr Bewusstsein die Dinge wahrzunehmen, welche sich dann nachts als Belastung herausstellen. D. h. tagsüber das Gerümpel gar nicht erst anzusammeln, was uns ansonsten nachts den Schlaf raubt. Die verschiedenen Techniken der Entrümpelungsanleitung helfen, Angstreaktionen und dysfunktionales Denken zu reduzieren, und sie machen es uns damit möglich, uns dem Problematischen zu stellen, ohne dass wir überfordert werden. Im Gegenteil: Wir schaffen es mit diesen Techniken meist, uns zu distanzieren und damit eine für uns selbst und andere angenehmere Form des Umgangs mit Problemen zu erlangen.

Es gibt verschiedene Mechanismen, die uns unbewusst sind, die uns vor der Wahrnehmung unangenehmer Dinge bewahren. Diese Mechanismen sind bei jedem sehr unterschiedlich ausgeprägt. Sie werden hier beschrieben, um Ihnen eine Chance zu geben, diese bei sich selbst wahrzunehmen und das Unbewusste aufzulösen. Erkennen Sie Ihre Mechanismen, suchen Sie nach Ihrem persönlichen Gerümpelhaufen! Dann kommen Sie am Tag zu selbständigeren Entscheidungen, indem Sie sie entweder bewusst nutzen oder darauf verzichten.

Man sieht nur, was man weiß.[1] Hier wird nur ein Teil dieser Mechanismen dargestellt, nämlich diejenigen, die die Nachtruhe hauptsächlich stören. Sie hängen eng mit den Gefühlen, die in Kapitel 2 dargestellt sind, zusammen, da sie diese in Schach und unbewusst halten sollen. Die Schutzmechanismen dienen dazu, dass wir nicht wahrnehmen, dass wir Gerümpel angesammelt haben. Erst nachts bekommen wir einen Blick dafür.

Die Angst, den anderen zu verletzen oder zu verlieren, zieht sich wie ein roter Faden durch die Schutzmechanismen; ebenso, dass wir eigene Bedürfnisse, Wünsche und Ängste vor Kränkung und Beschämung nicht wahrnehmen wollen.

Gefühle ausblenden

Wenn uns etwas unangenehme Gefühle vermittelt, kann es sein, dass wir den Grund dafür zunächst nicht wahrnehmen. Wir erleben es nicht bewusst, wir schalten es aus unserem bewussten Erleben aus. Wir vergessen bestimmte unangenehme Dinge: Das können Namen, Situationen oder auch Bedürfnisse sein. Wir lassen sie gar nicht erst ins Bewusstsein kommen. Vielleicht haben wir einen Bruchteil einer Sekunde wahrgenommen, dass «da was war», aber haben es dann schnell ausgeblendet. Andere sind dann manchmal überrascht, dass wir etwas nicht mitbekommen haben, und wir behaupten mit voller Überzeugung, dass wir davon keine Kenntnis haben.

Vergessen fällt nachts schwerer

Eine Frau musste den Suizid ihres Partners verarbeiten. Sie suchte viele Informationen; diese waren aber sehr schmerzlich, weil sich vieles im Nachhinein als anders herausstellte, als sie es in der Partnerschaft erlebt hatte. Sie hatte ein Gespräch mit dem Onkel ihres Partners, bei dem sie wieder viel Neues erfuhr, was sie psychisch sehr belastete. Sie ging dann ihrem All-

tag nach und dachte nicht mehr daran. Mitten in der Nacht wurde sie wach und konnte nicht mehr schlafen. Das passierte ihr nun schon die ganze Zeit seit dem Tod ihres Partners. Plötzlich tauchten Sätze und Äußerungen des Onkels des Partners in ihr wieder auf, die sie vorher vollständig «vergessen» hatte. Sie konnte nicht mehr einschlafen, und nun konnte sie nicht mehr wegschieben, was sie belastete. Sie wurde im Gegenteil immer unruhiger und fand gar keinen Schlaf mehr.

Ist etwas zu belastend, kann es sein, dass wir Teile des Erlebens nicht bewusst wahrnehmen. In dem Moment schützt der Mechanismus davor, überfordert zu sein und etwas nicht aushalten zu können. Andere erleben es so, als liefe der Betreffende mit Scheuklappen durch die Gegend. Scheuklappen sind dazu da, dass Pferde Dinge von der Seite nicht wahrnehmen und sich nicht ängstigen. Genauso verhalten wir Menschen uns manchmal. Den Blick stur geradeaus, sehen wir oft nicht, was bedeutungsvoll am Rand ist, um uns nicht zu verunsichern. Psychische Scheuklappen kosten aber Kraft, sie verschwinden nachts, und wir begegnen dann den Dingen, die wir vorher lieber nicht ansehen wollten. Nachts erleben wir diese Dinge dann überzeichnet. Wir steigern uns möglicherweise in etwas hinein.

Mit den Übungen der Entrümpelungsanleitung wird vieles besser spürbar, was vorher nicht zugänglich war. Die Übungen ermöglichen ein angstfreieres Herangehen an schwierige Themen, denn sie reduzieren, während man sich konfrontiert, die Stressreaktion und lassen uns offener werden für Problematisches. Die Scheuklappen können abgelegt werden, und wir erweitern unser Blickfeld.

Eigene Gefühle
anderen unterstellen

Es passiert oft, dass wir persönliche Impulse, die wir an uns nicht mögen, unbewusst auf andere wegschieben. Wir alle sind nicht nur gut, sondern haben auch schwierige Seiten. Diese Seiten lehnen wir manchmal ab und wollen sie nicht gern wahrhaben. So unterstellen wir anderen manchmal das eigene Denken und Fühlen. Haben wir z. B. den Impuls fremdzugehen, finden einen anderen Menschen sehr attraktiv, so kann es geschehen, dass wir unserem Partner unterstellen, dass er fremdgeht, und reagieren eifersüchtig. Wir entlasten uns in dem Moment von eigenen Schuldgefühlen, weil wir selbst Gedanken an einen anderen Partner hatten.

Haben wir aggressive Gefühle, kann es sein, dass wir den anderen als aggressiv erleben. Bei entsprechendem Suchen lassen sich oft auch rationale Belege dafür finden oder erfinden. Dann erleben wir nicht mehr: «Ich hasse dich», sondern: «Du hasst ja mich.» Der gefährliche Inhalt wird dabei aus uns selbst entfernt, ist aber noch da. Er kehrt sozusagen von außen zurück. Der Preis ist eine verzerrte Wahrnehmung der Realität. Diese Verzerrung kann nachts auftauchen und uns hindern zu schlafen. Wir erleben uns als Opfer und sehen den eigenen Anteil an Problemen mit anderen nicht. Wir spüren aber, dass irgendetwas nicht gut ist oder nicht stimmt. Überprüfen Sie doch einmal, wenn Sie spüren, dass andere sie z. B. angreifen, ob nicht auch Sie selbst in sich spürten, angreifen zu wollen.

Aber auch wenn es sich nicht um schwierige Inhalte handelt, neigen wir oft dazu, anderen zu unterstellen, so zu handeln, wie wir selbst glauben, dass man handeln sollte. Wir bilden Erwartungshaltungen aus, wie der andere zu sein und zu handeln hat, und übertragen unser Denken und Fühlen auf ihn. Enttäuschungen und Kränkungen sind dann oft die Folge, weil die anderen nicht das tun, was wir erwarten. Es gehört Einfühlungsvermögen und Phantasie dazu, sich vorzustellen, dass der andere vielleicht etwas ganz anderes denkt und fühlt, als wir meinen, dass er fühlen sollte.

Die Akzeptanz der eigenen Schwächen und der Andersartigkeit eines jeden Menschen ist ein wertvoller Schritt in der persönlichen Entwicklung und erspart uns so manches Leid in Beziehungen. Sollten Sie sich hier wiederfinden, dann gehen Sie in der Entrümpelungsanleitung zu den Big-Five-Lösungsblockaden und gönnen Sie sich ein Entrümpeln dieser Last, denn es ist sehr anstrengend, wenn man anderen das Eigene unterstellt und Erwartungen an andere stellt, die diese meist ja doch nicht erfüllen (können oder wollen). Zumal sie ja auch oft gar nicht dem anderen gegenüber ausgesprochen werden, sondern nur als Erwartungshaltung «in der Luft hängen». Der andere soll spüren, was man erwartet, wir erwarten dann ein sehr großes Einfühlungsvermögen vom anderen und denken, dass er genauso «ticken» muss wie wir selbst. Das ist tatsächlich Stoff zum Unglücklichsein, denn die anderen sind anders als wir selbst und keine Hellseher. Wir sollten schon äußern, was wir wollen, und nicht nur auf den anderen übertragen, was wir brauchen.

Gefühle verschieben

Manchmal schieben wir auch etwas von einem Menschen auf den anderen. Zum Beispiel kann der Ärger auf den Chef auf die untergebenen Mitarbeiter verschoben werden. Es ist weniger gefährlich, sich über die Untergebenen zu ärgern als über den Chef. Das läuft unbewusst ab, spürbar ist dann nicht mehr der ursprüngliche Ärger auf den Chef, sondern nur noch der Ärger auf die Mitarbeiter.

Nun ist es leider so, dass der Ärger an der falschen Stelle nicht gelöst werden kann. Er bleibt daher bestehen und taucht nachts vielleicht wieder auf. Immer wenn uns etwas übermäßig beschäftigt, können wir davon ausgehen, dass sich hier etwas abspielt, was unbewusst ist und eine Befreiung sucht. Diese kann aber nur erfolgen, wenn derjenige sich bewusst wird, wohin sein Gefühl gehört, und dieses auflöst. Wendet man nun die Übungen der Entrümpelungsanleitung bei solchem Ärger an, wird unter Umständen schnell deutlich, dass man sich gar nicht über die Untergebenen ärgert, sondern über seinen Chef. Ohnmacht und Beschämung finden sich eventuell dahinter, sodass diese Gefühle bearbeitet werden müssen. In der Folge kann es dann wieder zu ruhigem Schlaf kommen.

Ein ganz typischer Fall von Abschieben auf andere liegt vor, wenn wir nach einem anstrengenden Tag nach Hause kommen und uns sofort über die Lautstärke der Kinder, die Nachlässigkeit des Partners für irgendwelche Kleinigkeiten oder den Nachbarn ärgern, der sein Auto vor unser Haus gestellt hat. Das Anschreien der Kinder kann dann als Ventil wirken, löst aber das Problem nicht, weshalb wir weiter angespannt bleiben.

Wir sollten uns mit Hilfe der Klopftechnik mit dem Gefühl auseinandersetzen und eventuell fündig werden, was am Tag eigentlich störte. Wenn das nicht mehr unbewusst ist, sondern erlebt werden kann, dann kann auch eher ein Weg der Lösung gefunden werden, nämlich an der Stelle in unserem Leben, wo das Gefühl eigentlich hingehört.

Nachträgliche Scheinbegründungen

Hier versuchen wir, Handlungen, die unbewusste Motive haben, im Nachhinein mit Sinn zu versehen. Wir verschleiern vor uns selbst damit die eigentlichen Gründe unseres Handelns, meist weil wir nicht zu diesen Gründen stehen können. Wir suchen Scheinbegründungen. Immer, wenn wir etwas «zum Besten des anderen» tun, sollten wir uns fragen, ob nicht eigentlich eigene Motive dahinterstehen, weshalb wir so handeln.

Hat z. B. ein Kollege gerade eine Niederlage in einer ihm wichtigen Abstimmung hinnehmen müssen und behauptet: «Das ist mir doch gar nicht so wichtig, ist doch gut, dass XY davon profitiert», so erkennt meist jeder, dass es hier mehr um das Wahren des eigenen Gesichts geht als um wirkliche Distanz. Dahinter steht oft die Unfähigkeit, Gefühle zu zeigen oder zuzulassen.

Der Betreffende wirkt eher sachlich, obwohl der Inhalt des Gesagten bei anderen mit starken Gefühlen verbunden wäre. Irgendwie erscheint es so, als ob das Zeigen von Gefühlen gefährlich wäre. Sachlichkeit macht unangreifbar, auch wenn tatsächlich keine sachlichen Gründe vorliegen. Etwas wird so hingebogen, dass es passt.

Im Berufsleben versuchen wir oft, nicht subjektiv, sondern objektiv zu erscheinen, und dieser Mechanismus kann uns nachts sehr quälen. Denn wir haben vielleicht etwas so dargestellt, dass es passte, obwohl wir mehr oder minder bewusst wahrnehmen, dass es sich anders verhielt. Die soziale Anerkennung von Objektivität verleitet dann dazu, das Subjektive, Gefühlsmäßige außen vor zu halten. Damit geht aber eine wichtige Quelle der Wahrnehmung und Entscheidungsfindung verloren, welche in der Realität eine viel wichtigere Rolle spielt, als normalerweise zugegeben wird.

Steht man dagegen zu seinen Gefühlen und zu seiner Subjektivität, ist man weniger angreifbar und braucht sich nicht über sich selbst zu grämen. Die Übungen der Entrümpelungsanleitung können Ihnen hier helfen, zu einer inneren Gelassenheit und Zufriedenheit zu gelangen. Gehen Sie also mit diesem Thema in die Entrümpelungsabteilung, und Sie werden erleben, wie Sie sich Gefühlen gefahrlos zuwenden können.

Ärger nach innen richten

Sind wir wütend auf einen für uns sehr wichtigen Menschen, können wir das oft nicht zeigen. Wir haben vielleicht als Kind nicht wütend sein dürfen, weil die Mutter sich gleich angegriffen fühlte und dann mit ihren Gefühlen beschäftigt war und nicht mit uns. Wir wollten die Mutter vielleicht schonen und ihr nicht zumuten, dass wir sie traurig oder unglücklich machten.

Dieser Mechanismus kann auch im Erwachsenenalter von großer Bedeutung sein. Wir werden dann den berechtigten Ärger unseren Partner, den Chef oder Kollegen nicht spüren lassen. Was dann Merkwürdiges passiert, ist, dass der Ärger irgendwohin muss und wir ihn manchmal gegen uns selbst richten. Wir geben uns die Schuld, dass es nicht gut läuft, denken, dass wir zu blöd oder zu unfähig sind. Häufig denken wir in sehr derben Gedanken schlecht über uns selbst, machen uns selbst Vorwürfe und entwerten uns selbst.

Auch hier können wir an dieser Stelle nichts lösen, denn der Ärger gehört ja nicht zu uns selbst, sondern zum anderen, uns wichtigen Menschen. Bleiben wir in dieser Haltung, dann laufen wir Gefahr, dass eine Depression entsteht, in der wir uns mit negativen Selbstüberzeugungen alle Kraft rauben, antriebsarm und mutlos werden. Eine negative Spirale kann durch die Schonung der guten Beziehung zum anderen entstehen. Lieber halten wir in uns die Spannung aus, als sie in der Beziehung für uns unkontrolliert zuzulassen. Ängste vor Verlust stehen oft dahinter, sodass es besser scheint, selbst die Spannung kontrolliert auszuhalten, als sie in der Beziehung auszutragen.

Ich bin zu blöd

Ein Mann, Mitte 30, war sehr unzufrieden in seiner Ehe. Er wollte es immer allen recht machen und gab dafür eigene Interessen vollständig auf. Er wurde aber zunehmend enttäuscht von seiner Frau, die er als selbstsüchtig erlebte, da sie sich regelmäßig mit Freunden traf. Hätte er für eigene Interessen gesorgt, hätte er sich selbst als egoistisch empfunden. Er gab sich stattdessen selbst die Schuld. «Du bist sogar zu blöd, eine gute Ehe und Familie zu führen», beschimpfte er sich selbst. Eine starke Schlafstörung war die Folge, die ihm zusätzlich weiter Kraft entzog. Er war suizidgefährdet und vor lauter Selbstentwertung nicht mehr als Person spürbar. Wir klopften gemäß der Entrümpelungsanleitung seinen Ärger und seine Gefühle der Selbstentwertung, und er konnte am Ende das Gefühl zu sich selbst wiederfinden und klopfte den Punkt auf dem Brustbein und sagte: «Ich bin wieder da.»

Die Selbstakzeptanzübung in der Entrümpelungsanleitung kann hier sehr hilfreich sein, besser zu sich selbst zu stehen und in der Folge weniger Angst vor dem Konflikt mit anderen zu haben und die Ängste vor Verlust zu mindern.

Belastendes meiden

Wir alle mögen unangenehme Gefühle nicht. Das zunächst am einfachsten Erscheinende ist, ihnen aus dem Weg zu gehen, sie zu meiden. Habe ich Angst, mich beruflichen Herausforderungen zu stellen, dann kann ich auf meinem alten Platz bleiben und lieber nichts tun. Habe ich Angst zu fliegen, kann ich es vermeiden, irgendwohin zu fliegen. Problematisch wird es aber, wenn wir gezwungen werden, etwas zu tun. Oder wenn wir selbst die Einschränkung in unserem Leben spüren, die entsteht,, wenn wir dauerhaft versuchen, etwas Unangenehmes zu vermeiden.

Das Vermeiden hilft in der akuten ängstigenden Situation, um keine unangenehmen Gefühle erleben zu müssen. Es gibt aber das Gefühl, etwas nicht zu schaffen, zu versagen. Es lässt uns eine Vorsichtshaltung einnehmen, die die Tendenz hat, sich auf andere Bereiche auszudehnen. Damit untergraben wir unser Selbstvertrauen, da wir in immer mehr Bereichen unseres Lebens das Gefühl haben, etwas nicht zu können. Wir gönnen uns nicht das Gefühl, etwas bewältigt zu haben, sondern haben zunächst die Entlastung von der Angst und in der Folge aber das schale Gefühl des Unvermögens. So brechen wir uns selbst das Rückgrat!

Wenn Kinder Angst haben, dass unter ihrem Bett Monster sind, dann hilft es nur, allen Mut zusammenzunehmen und unter das Bett zu gucken, um festzustellen, ob Monster da sind. Allein das Nachdenken hilft da nicht. Handeln ist gefragt, und so ist es auch bei uns Erwachsenen. Vermeiden wir zu viel, dann taucht dieses Vermiedene nachts wieder auf. Wir werden es nicht einfach los, indem wir es meiden. Nachts wird es dann oft überdimensional groß und lässt uns nicht mehr zur Ruhe kommen. Unser Körper reagiert in diesen Situationen mit Symptomen der Angst, als gäbe es tatsächlich eine Situation, die wir fürchten müssen.

Wenn Sie sich schon mal die Entrümpelungsanleitung angeschaut haben, werden Sie dort gelesen haben, dass Klopfen bei solchen dysfunktionalen Gefühlen hilft, weil es die körperliche Reaktion wirksam beruhigt, sodass dann das Handeln wieder leichter fällt. Nachts können Sie sich auch den vermiedenen Dingen zuwenden und diese beklopfen. Danach sollten Sie noch Ihre Einschlafstörung beklopfen, und es sollte gelingen, wieder einzuschlafen.

Psychisches Schrumpfen

Wie bereits erwähnt, kann es uns passieren, dass wir uns kleiner, hilfloser und jünger fühlen, als wir in Wirklichkeit sind. Wir können wieder in frühere Gefühlszustände zurückversetzt werden. Dies passiert häufig dadurch, dass wir atmosphärisch an ähnliche Situationen erinnert werden, die uns früher schon so belasteten, dass sie kein gutes Ende fanden. Wir werden sozusagen in eine frühere Zeit zurückkatapultiert und merken es oft nicht. Wir werden dann gefühlsmäßig so jung wie damals. Wir spüren dieses Gefühl des jüngeren Anteils voll und ganz in uns und stecken in dem Zustand fest. Wir schrumpfen auf dieses frühere Alter und sind dann nur so in der Lage, zu handeln, wie es diesem Alter entspricht.

Hilfe: Ich schrumpfe und bin handlungsunfähig

Eine junge, erfolgreiche Redakteurin ärgerte sich immer wieder über ihr Gehalt, die Arbeitsbedingungen, die Ausstattung und vieles mehr. Sie war in ihrem Beruf hochkompetent, talkte vor laufender Kamera mit Prominenten und fand immer den richtigen Ton im Umgang mit anderen. Sie war besonders charmant und ausdruckssicher, konnte sich in andere hineinversetzen und wirkte sehr selbstsicher. Ging sie nun zu ihrem Chef und wollte mit ihm über ihre problematischen Arbeitsbedingungen verhandeln, so brauchte er nur entweder wütend und abwehrend zu reagieren oder sie höhnisch zu entwerten, dann war sie handlungsunfähig. Sie reagierte, wie sie es überhaupt nicht wollte, weinte und war schnell verzweifelt. Sie erreichte bei ihm nichts und war zunehmend frustriert und deprimiert und grübelte nachts über die unbefriedigende Situation. Mit den Übungen der Entrümpelungsanleitung konnte sie etliche Blockaden erkennen. Das Wichtigste für sie war, zu erkennen, dass sie in der Konfrontation mit ihrem Chef sich so fühlte wie mit dem eigenen Vater. Als Scheidungskind hatte sie ihn selten und nur sehr unregelmäßig gesehen. Die Bindung war für sie unsicher. Der Vater hatte sie zudem oft lächerlich gemacht und ihr das Gefühl vermittelt, dass sie etwas nicht könne und nichts wert sei. Im Konflikt mit dem Chef schrumpfte sie auf das Niveau einer 14-Jährigen zurück, die sich gegen den Vater nicht wehren kann und sich gefühlsmäßig von ihm abhängig fühlt. Das Klopfen behob diese Blockade, sodass sie danach erfolgreich bessere Arbeitsbedingungen aushandeln konnte, weil sie in der Situation mit dem Chef erwachsen bleiben konnte.

Fazit:

Nachts taucht vieles wieder auf, was wir am Tag nicht gern haben wollten. Wir haben die unterschiedlichsten Mechanismen, welche uns davor bewahren, Unangenehmes zu spüren. Dieser Schutz weicht abends und nachts auf. Darin liegt auch eine große Chance: Wir haben einen Zugang zu uns ansonsten unbewussten Themen. Seien Sie nicht ärgerlich auf sich, dass Sie nicht schlafen können, sondern wenden Sie sich Ihrem Selbst zu und erkunden Sie, was Sie belastet. Nutzen Sie die Gelegenheit, sich besser zu verstehen und mit sich besser umzugehen. Vieles, was uns stört, hat auch eine positive Seite! Es gibt zwei Seiten einer Medaille. Die eine ist Ihre Schlafstörung, und wenn Sie sie umdrehen, was ist dann? Was verbirgt sich hinter der Schlafstörung?

Entdecken Sie, was hinter Ihrer Schlafstörung steckt. Sie will Ihnen etwas mitteilen, nur müssen Sie erst noch eine «Entschlüsselungs- oder Übersetzungsarbeit» leisten, um zu verstehen, was los ist. Dabei helfen Ihnen die Übungen am Ende des Buches. Wenn Sie am Tag mit Ihren Gedanken, Gefühlen und Schutzmechanismen bewusst umgehen, brauchen diese Sie nachts nicht mehr zu quälen, denn Sie haben gar nicht erst so viel Gerümpel angesammelt, was nachts stören könnte. Sie sind mit sich im Reinen.

Je weniger wir vor anderen oder uns selbst verbergen müssen, desto weniger sind wir angreifbar. Es ist okay, wie Sie sind! Sie dürfen mal wütend, ängstlich, gekränkt oder beschämt sein, und Sie können auch mal Situationen meiden, etwas anderen unterschieben und schlecht gelaunt sein. Wenn es Ihnen bewusst ist und Sie wohlwollend mit sich umgehen und sich eventuell auch mal bei anderen entschuldigen, dann braucht all dies Sie nachts nicht mehr vom Schlaf abzuhalten. Die Übungen in der Entrümpelungsanleitung machen vieles bewusst, sorgen für eine seelische und körperliche Beruhigung und helfen, sich von Schwierigem zu distanzieren.

Gerümpel vermeiden

Sie haben jetzt die Schutzmechanismen des Tages kennengelernt, die Gerümpel entstehen lassen und uns nachts wach halten. Wir stehen uns meist selbst im Weg. Es sind die inneren psychischen Prozesse, die uns daran hindern, dass wir ausgeglichen sind und schlafen können. Wie aber kann man zu einer Haltung kommen, die das Gerümpel erst gar nicht entstehen lässt? Ein guter Schlaf beginnt am Tag. Das besagt schon das Sprichwort: «Ein gutes Gewissen ist ein sanftes Ruhekissen.»

Wie gelangt man zu einer Haltung der inneren Ausgeglichenheit und Zufriedenheit, die auch besteht, wenn es schwierig wird? Wenn in uns und um uns herum alles zum Besten steht, ist es nicht schwierig, zufrieden und glücklich zu sein und nachts gut zu ruhen. Wie aber gelingt es uns, diese Zufriedenheit und das In-sich-Ruhen zu erreichen, wenn die inneren und/oder äußeren Umstände problematisch sind?

Wir sind in unserem Alltag häufig mit den gerade aktuellen Dingen beschäftigt. Dabei verlieren wir manchmal den Blick auf die uns wirklich wichtigen Dinge. Wenn wir uns ärgern, sorgen, uns schämen oder unsere Schutzmechanismen nutzen, vergessen wir oft, uns zu fragen, was uns im Leben wirklich wichtig ist. Gelingt es uns, eine solche Frage zu stellen, können wir uns leichter von den Problemen lösen, weil wir erkennen, dass wir uns gerade verrannt haben. Wenn wir uns bewusstmachen, was für uns wirklich bedeutsam ist, dann erscheint der Ärger über den

Chef, die Nachbarn oder uns selbst in einem ganz anderen Licht. Halten Sie inne, wenn Sie sich nicht gut fühlen und nicht schlafen können und fragen Sie sich selbst, was Ihnen im Leben wirklich wichtig ist und ob Sie dies gerade praktisch leben.

Dazu gehört auch die Frage, wie wir mit der uns gegebenen Zeit umgehen. Keiner weiß, wie lange er leben wird. Jeder Tag ist kostbar. Wollen wir uns wirklich über die Dinge aufregen, die uns am Schlaf hindern? Können wir uns auch anders ausrichten? Was bin ich mir selbst wert? Mit den Übungen der Entrümpelungsanleitung können Sie eine Haltung, sich selbst besser anzunehmen, erlangen. Die Big-Five-Lösungsblockaden sind eine Übung für mehr Selbstakzeptanz und die Annahme anderer. Sie können Bewertungen hinterfragen und lernen, eine Haltung des Mitgefühls und des Verzeihens einzunehmen, eigenen Problemen gegenüber, aber auch denen der anderen. Wir sind häufig mit unseren eigenen Themen so beschäftigt, dass dies die Wahrnehmung von anderen immer wieder verstellt.

Lernen wir, uns selbst anzunehmen, so wie wir sind, dann gelingt der wohlwollende Blick auf das Gegenüber leichter, als wenn wir mit uns selbst hadern und uns Vorwürfe machen. Zu lernen, sich selbst zu beruhigen, ist eine große Herausforderung. Nicht innerlich in die Unruhe zu gehen, sondern das Gegenteil anzustreben. Diese Beruhigung lernen wir früh im Elternhaus. Haben wir es dort nicht gelernt, ist es nie zu spät, zu lernen, sich selbst zu beruhigen. Es kann eine bewusste Entscheidung sein, sich all das an Beruhigung selbst zu geben, was man früher nicht bekommen hat und was heute zum ruhigen Schlafen fehlt. Die Körperübungen in der Entrümpelungsanleitung sind hier hoch wirksam, weil sie das nachholen, was auch Eltern bei kleinen Kindern tun. Sie berühren den Körper, streicheln sich bei der Selbstakzeptanz. Sie richten die Seele auf das Annehmen und Bewältigen der Situation aus. Vertrauen in uns selbst, aber auch in andere kann so wachsen. Ein Bemühen, das Potenzial in uns, aber auch anderen zu sehen, kann auf diese Art reifen.

Erwartungshaltungen in uns zu hinterfragen eröffnet uns, uns selbst nicht als einzigen Maßstab zu nehmen. Es bedeutet Kraft und Mut, seinen eigenen Standpunkt zu hinterfragen. So können wir erleben, dass eine Schwäche, die wir in uns erleben und eventuell bekämpfen, die Kehrseite einer Stärke ist.

Meine Stärke ist auch gleichzeitig meine Schwäche

Ein sehr tatkräftiger, ehrgeiziger, zielorientierter Manager konnte kein Verständnis für Mitarbeiter aufbringen, die nicht ebenso waren wie er selbst. Er regte sich immer wieder darüber auf, wie langsam seine Mitarbeiter waren. Dabei nahm er seine Schwäche, nämlich wenig Verständnis für andere zu haben und ungeduldig zu sein, nicht wahr. Er schlief vor lauter Ärger fast gar nicht mehr. Er lernte mit den Übungen der Entrümpelungsanleitung, mit seinen Erwartungshaltungen an die Mitarbeiter anders umzugehen und seine Schwäche der Ungeduld als die Kehrseite seiner Tatkraft zu sehen.

Es ist sinnvoll, sofort zu beginnen, jeden Moment haben wir die Chance, etwas zu verändern und anzupacken. Mit dem Lesen dieses Buches und den Übungen der Entrümpelungsanleitung haben Sie den wichtigsten Schritt zu einer nachhaltigen Veränderung bereits begonnen. Wie lange es dauert, ist individuell unterschiedlich, und wenn es innerlich «klick» macht, geht es manchmal ganz schnell. Dauert es doch mal länger, sollte man nicht enttäuscht sein, manches braucht eben Zeit. Ein birmanisches Sprichwort lautet: «Eine Mango reift nicht über Nacht.» Achtsamkeit, Innehalten und Wahrnehmen der problematischen, zu verändernden Themen ist sinnvoll. Auch ein Weg der kleinen Schritte ist ein Erfolg. Das ist auch sinnvoll, denn so durchleben wir die verschiedenen Facetten der Veränderung. Wir können nachspüren, ob diese für uns sinnvoll sind oder ob es einer weiteren Veränderung bedarf. Nachhaltigkeit kann so entstehen, ebenso wie es aber auch zu rasant schnellen Veränderungen kommen kann.

Ziele eines solchen Veränderungsprozesses können innere Zufriedenheit, Gelassenheit und Ruhe sein. Diese bedürfen verschiedener begleitender Qualitäten. Betrachten wir uns selbst mit Wohlwollen, so gelingt uns dies auch meist mit anderen. Sehen wir nicht nur auf das Problematische in uns, sondern auch auf die wertvollen, liebevollen Seiten, so entdecken wir diese eher auch bei anderen. Eine Haltung des Wohlwollens löst viele Spannungen und Missverständnisse auf. Geben Sie anderen einen Vertrauensvorschuss, und Sie werden erstaunt sein, wie es Ihnen mit Zins und Zinseszins vergolten wird. Sollte dies in einem Fall nicht so sein, wiegen die vielen positiven anderen Male dies sicher auf, es kommt auf Ihre innere Haltung an!

Großzügigkeit anderen gegenüber zahlt sich ebenso aus. Wer kleinlich auf seinen eigenen Vorteil bedacht ist, löst bei anderen Ärger aus. Dagegen wirkt Großzügigkeit verbindend mit anderen Menschen. Diese spüren Dankbarkeit, und das Zeigen der Dankbarkeit verstärkt die Verbindung. Es ist durchaus nicht immer leicht, großzügig zu sein. Etwas zu geben ist eine echte Herausforderung, die sich aber meist lohnt.

Verzeihen bedeutet, innerlich zur Ruhe zu kommen. Durch das Verzeihen lösen wir die innere negative Verbindung zu dem Thema auf. Es ist eine Frage der eigenen Psychohygiene, ob wir verzeihen oder festhalten. Aber nicht immer gelingt ein Verzeihen. Das Gefühl, dass einem Unrecht angetan wurde, kann das Gefühl der Rache oder das Bedürfnis nach einer Entschuldigung auslösen. Damit bleiben wir aber innerlich wie gefesselt an den, der uns verletzt hat. Die Frage, ob die Verletzung absichtlich oder unabsichtlich geschah, kann viel lösen und Verzeihen möglich machen. Vielleicht ist ein Bedauern, dass dies passiert ist, ein erster Schritt, um sich aus der Fessel durch den anderen zu befreien. Wenn wir selbst jemanden verletzt haben oder uns missverständlich verhalten haben, wäre es wichtig, den anderen um Entschuldigung zu bitten. Auch das ist ein wichtiger Schritt, um zu innerer Ruhe und Gelassenheit zu gelangen. Denn wir wissen ja meist aus eigener Erfahrung, wie sehr es in einem arbeitet, wenn man ungerecht behandelt wird.

All dies hat das Ziel, zu einer inneren Zufriedenheit, Gelassenheit, zu Ausgeglichenheit und Gleichmut zu gelangen. Haben wir dies erreicht, dürften wir ein «sanftes Ruhekissen» haben und gut schlafen.

Kapitel 4:
Guten Schlaf ermöglichen:
Schlafhygiene

Sie wissen nun, dass nächtliches Wachwerden das Natürlichste der Welt ist. Es gehört zu unserem Überlebensprogramm als Menschen. Hierauf mit Gelassenheit zu reagieren ist die beste Voraussetzung, um einen erholsamen Schlaf zu bekommen. Gelingt dies nicht, sind die nächtlichen Notizen und die Übungen der Entrümpelungsanleitung wirksame Methoden, um den Schlaf vom Störenden zu befreien, zu entrümpeln und in der Folge einschlafen zu können.

Aber es gibt auch Maßnahmen, welche einen ungestörten Schlaf wahrscheinlicher machen. Sie können durch Ihr konkretes Verhalten dazu beitragen, dass Sie die Möglichkeit erhöhen, dass Sie besser schlafen. Diese Maßnahmen werden Schlafhygiene genannt. Was ist also zu tun, damit Sie einen gesunden Schlaf fördern können?

Biologische Rhythmen beachten

Wer chronisch Schlafprobleme hat, kommt in der Regel völlig aus seinem Rhythmus heraus. Er braucht zur Stabilisierung wieder das Einpendeln der verschiedenen biologischen Rhythmen. Wir haben «innere Uhren», die darüber bestimmen, ob und wann wir müde oder wach sind, wann wir ein Leistungshoch oder -tief haben. Diese Rhythmen sind aufeinander bezogen. Es sind Prozesse, die im Gehirn gesteuert werden, aber auch in jeder Zelle ablaufen.

Beispielsweise gibt es eine enge Verbindung zwischen unserem Körpertemperaturrhythmus und dem Schlaf-Wach-Rhythmus. Immer wenn die Temperaturkurve am Abend zu sinken beginnt, werden wir müde, sie fällt am tiefsten in der Nacht. Steigt sie wieder an, werden wir wach, und der Organismus wird aktiviert. Am Nachmittag ist der höchste Punkt der Temperaturkurve.

Man kann bei Nachtmenschen beobachten, dass deren Temperatur erst später am Nachmittag das Maximum erreicht und dann viel langsamer abfällt. Sie werden also tatsächlich erst später müde, sind dafür am nächsten Morgen mit ihrer Körpertemperatur im Minimum, wenn sie wie andere aufstehen müssen. Für sie ist Nachtarbeit nicht so ein Problem, wohl aber Arbeit am frühen Morgen, da sie um diese Zeit ihren Tiefpunkt haben.

Umgekehrt verhält es sich mit den Morgenmenschen. Ihre Temperatur ist schon früh angestiegen, und sie können am Morgen viel leisten. Aber bei ihnen ist das Maximum am frühen Nachmittag, danach fällt die Temperatur und auch die Leistungsfähigkeit ab, und sie sind abends zu nicht mehr viel zu gebrauchen.

Schlafstörungen können auch daher kommen, dass gegen diese persönlichen Rhythmen gelebt wird. Am leichtesten fällt es, wenn wir uns in Harmonie mit den Rhythmen unseres Körpers verhalten können. Aber wir können auch durch eine Schlafstörung völlig aus diesem Rhythmus herausfallen. Ist dies der Fall, ist es nötig, wieder in einen normalisierten Schlaf-Wach-Rhythmus zu kommen. Dazu gibt es einfache Regeln der Schlafhygiene, wie Sie sozusagen aufräumen und für geordnete Verhältnisse sorgen können. Entrümpeln in Ihren Gewohnheiten ist hier gefragt!

- Versuchen Sie, für eine regelmäßige Aufstehzeit, auch an Wochenenden und freien Tagen, zu sorgen. Die Aufstehzeit ist für die biologischen Rhythmen der «Ankerpunkt», von dem aus eine Harmonisierung eintritt.
- Regelmäßige Essenszeiten sind ebenfalls hilfreich, weil auch dadurch die biologischen Rhythmen aufeinander abgestimmt werden.
- Wenn Sie zu müde zum Wachbleiben sind, erlauben Sie sich am Mittag einen Kurzschlaf, am besten nicht länger als 30 Minuten und nicht nach 15.00 Uhr. Wie wäre es, wenn Sie sich vorsichts-

halber einen Wecker stellen, damit der Kurzschlaf nicht zu einem Schlafersatz für die Nacht wird und dann zu Ein- und Durchschlafstörungen führt?

- Versuchen Sie, ein auch nur kurzes Einschlafen beim Fernsehen zu vermeiden, denn dadurch wird der Schlaf-Wach-Rhythmus ebenfalls gestört.
- Gut wäre es, wenn Sie die gesamte Schlafdauer auf ca. sieben Stunden innerhalb von 24 Stunden einschränken. Denn wenn Sie zu lange am Tag im Bett liegen, kann das zur Aufrechterhaltung der Schlafstörung erheblich beitragen.
- Die Tiefschlafmenge und damit unser Gefühl eines erholsamen Schlafes ist abhängig von der Dauer der Wachzeit vorher. Je länger man vorher wach war, umso höher wird der Tiefschlafanteil der nächsten Nacht. Schlaf am Tag reduziert den Schlafdruck und fördert damit die Ein- und Durchschlafstörung.
- Um den Schlaf-Wach-Rhythmus günstig zu beeinflussen, wäre es gut, wenn Sie sich tagsüber, besonders morgens, viel Licht aussetzen. Nachts sollten Sie Licht meiden. Denn das Schlafhormon Melatonin, auch «Dunkelhormon» genannt, wird durch Licht unterdrückt.
- Es empfiehlt sich, erst ins Bett zu gehen, wenn Sie müde sind, denn das Schlafbedürfnis kommt nur ca. alle 90 Minuten.

Schichtarbeit

Schon die Umstellung der Zeit auf die Sommer- bzw. Winterzeit wirkt sich bei den meisten Menschen deutlich aus. Zur Sommerzeit wird die Uhr eine Stunde vorgestellt, und wir haben eine Nacht mit um eine Stunde verkürztem Schlaf. Diese Umstellung macht den meisten Menschen mehr Probleme als die Umstellung zur Winterzeit mit einer Stunde mehr Schlaf. Die Stunde weniger spürt man morgens häufig mit Appetitlosigkeit und einem leicht «verkaterten» Gefühl. Die Erfahrung der Zeitumstellung machen wir alle. Sie kann uns einen kleinen Eindruck davon geben, wie es sich anfühlt, im Schichtdienst zu arbeiten.

Viele Menschen arbeiten im Schichtdienst. Die Schichtarbeit beeinflusst die biologischen Rhythmen in hohem Maße, sie ist ein mögliches Gesundheitsrisiko. So haben Schichtarbeiter häufig eine Schlafstörung und andere gesundheitliche Probleme. Der ganze Stoffwechsel muss sich auf den Schichtdienst immer wieder neu einstellen. Probleme mit der Verdauung sind nicht selten. Krankenschwestern im Schichtdienst haben gehäuft Übergewicht. Eine Untersuchung von Akerstedt 2004[1] an berenteten eineiigen Zwillingen zeigte, dass bei einem früher im Schichtdienst arbeitenden Zwilling zu 63 Prozent mehr Gesundheitsprobleme auftraten und zu 183 Prozent ein erhöhtes Risiko für eine Schlafstörung bestand.

Was aber kann jeder für sich tun? Vorwärtsrotierende Schichten sind leichter zu kompensieren. Was bedeutet das? Am besten sind zwei bis drei Tage Früh-, dann Spät-, dann Nachtschicht und danach eine Pause. Diese Phasen sollten in kurzen Abschnitten erfolgen, um den Tag-Nacht-Rhythmus nicht zu sehr zu stören. Rückwärtsrotierende Schichten wären also erst Nacht-, Spät- und dann Frühschicht, diese Reihenfolge ist schlechter auszuhalten. Dauerhaften Schichtdienst sollten Sie versuchen Ihrem Typ anzupassen. Wenn ein Morgenmensch Nachtdienst macht, fällt ihm dies sehr viel schwerer als einem Abendmenschen. Beim Schichtwechsel hilft es, kurze Phasen des Schlafens einzubauen, z. B. verbessern 30 Minuten Kurzschlaf deutlich die Befindlichkeit.

Bei der Frühschicht steht man meist zu früh auf und fühlt sich bleischwer durch Verkürzung der Traumphase. Viel helles Licht und frische Luft helfen. Nach der Arbeit wäre es sinnvoll, nicht lange zu schlafen, sondern höchstens 30 Minuten, sonst ist der Nachtschlaf gestört. Schalten Sie bei der Spätschicht nach dem Nach-Hause-Kommen noch ab, nehmen Sie sich Zeit für sich und fahren Sie Ihre Aktivität herunter. Bei der Nachtschicht versuchen Sie, zumindest zweimal am Tag für zwei bis vier Stunden zu schlafen. Die Schlafumgebung sollte so störungsfrei wie möglich bezüglich des Lärms, des Lichts und der Temperatur sein. Beim Einschlafen können die Übungen der Entrümpelungsanleitung mit der Konzentration auf die Erschöpfung oder die Einschlafprobleme angewendet werden.

Jetlag

Beim Jetlag ist das Problem, dass man mehrere Zeitzonen überfliegt. Eine Umstellung auf die neue Zeit macht nur bei längerem Aufenthalt Sinn. Versuchen Sie in diesem Fall, sich schnell durch regelmäßige Essenszeiten, Bewegung und regelmäßige Schlafenszeiten anzupassen. Diese helfen dort wie in der Heimat zur Harmonisierung des Tag-Nacht-Rhythmus.

Bei Flügen in Richtung Westen probieren Sie vorher, später schlafen zu gehen, bei Flügen in Richtung Osten könnten Sie früher aufstehen. Im Flugzeug können Sie bei Flügen in Richtung Westen meist tagsüber einen Kurzschlaf machen. Bei Flügen in Richtung Osten, meist nachts, sollten Sie weniger schlafen, damit Sie dann bei der dort früher beginnenden Nacht müde sind. Die Übungen der Entrümpelungsanleitung können Ihnen helfen, bei der Umstellung mehr Gelassenheit zu leben und so ruhiger in den Schlaf zu kommen.

Was uns wach und munter hält

Wer nicht gut schläft, denkt oft nicht an die Schlafräuber, die er sich am Tag oder am Abend zu Gemüte führt. Dazu zählen Substanzen wie Kaffee, Tee, Alkohol und Zigaretten. Im Gegenteil werden diese Mittel z. T. eingesetzt, um entweder die Folgen der Müdigkeit zu besiegen oder sich beim Herunterfahren am Abend zu helfen. Diese liebgewonnenen Suchtmittel zu reduzieren oder ganz zu lassen, stellt eine echte Herausforderung beim Bemühen um einen guten Schlaf dar. Vielen ist aber nicht bekannt, wie schlafraubend diese sind.

Kaffee und Tee

Kaffee ist ein Wachmacher, das weiß jeder und spürt es an der Wirkung am Tag. Wer schlecht schläft, neigt eventuell dazu, Kaffee am Tag häufig einzusetzen, um fit zu sein und den fehlenden Schlaf so auszugleichen. Was aber die wenigsten wissen, ist, dass das Koffein und Teein über Stunden (acht bis 14 Stunden) **zeitverzögert** in ihrer wachmachenden Wirkung anhalten. Hier spielt die individuelle Empfindlichkeit eine Rolle. Was der eine verträgt, gilt für den anderen noch lange nicht. Wer denkt schon daran, dass das Koffein noch in seinem Körper wirkt, wenn es schon lange her ist, dass er es getrunken hat.

Das Koffein versteckt sich auch in grünem und schwarzem Tee, findet sich in Cola und Energy-Drinks und kann auch in Schokolade und Kakao enthalten sein. Das sind die versteckten Schlafräuber, welche eventuell unentdeckt dafür sorgen, dass an einen ruhigen Schlaf nicht zu denken ist. Durch Koffein ausgelöste Schlafstörungen zeigen sich oft daran, dass man, obwohl man todmüde ist, hellwach im Bett liegt. Das kann das Einschlafen, aber auch das Durchschlafen betreffen.

Kaffee hält mich tagsüber wach, nachts aber auch

Eine Frau von Anfang 40 kam in meine Praxis und klagte darüber, in der Nacht nicht schlafen zu können und «herumzugeistern». Sie fand morgens Dinge an anderen Stellen in der Wohnung wieder, als sie sie am Abend hingelegt hatte. Sie hatte intensive Albträume und schlief oft nur wenige Stunden. Sie kam in einem sehr schlechten Allgemeinzustand in die Praxis, da sie am Tag den Schlaf nicht nachholen konnte. Als sie gleich zu Beginn gefragt wurde, ob sie Kaffee trinke, sagte sie: «Selbstverständlich, sonst schaff ich doch den Tag gar nicht.» Wir vereinbarten probehalber für zwei Wochen, dass sie den morgendlichen Kaffee zum Wachmachen beibehalten könne, aber spätestens nach dem Mittagessen keinen Kaffee mehr trinken solle. Sie konnte sich nicht vorstellen, was das bringen sollte. Sie war aber so verzweifelt erschöpft, dass sie sich trotz ihrer Bedenken, dass sie den Tag ohne Kaffee nicht bewältigen würde, darauf einließ. Als sie das nächste Mal in die Praxis kam, schlief sie deutlich besser. Sie war überrascht, dass sie mit dem besseren Schlaf auch den Kaffee gar nicht mehr vermissen würde. Sie habe es einmal ausprobiert und am späten Nachmittag noch Kaffee getrunken. Sie habe prompt nicht geschla-

fen und sei ganz «aufgedreht» gewesen. Die nächtlichen seltsamen «Her-
umgeistereien» gäbe es gar nicht mehr, auch ihr Mann könne nun endlich
ruhiger schlafen.

Entrümpelungsstrategie:
* Überprüfen Sie doch einfach einmal, wie Ihr Umgang mit Koffein
  ist, probieren Sie es aus. Wie wäre es, wenn Sie mit sich selbst
  einen Vertrag machen: Lassen Sie für zwei bis vier Wochen entweder ganz oder spätestens nach dem Mittagessen den Kaffee,
  den Tee und die Schokolade weg und seien Sie neugierig, was sich
  tut. Machen Sie den Stresstest und nehmer Sie einen Tag wieder
  Koffein zu sich und überprüfen Sie die Wirkung auf Ihren Schlaf.
  Sie wissen, es gibt diese ganz individuelle Empfindlichkeit. Fällt
  es Ihnen schwer, mit sich selbst einen solchen Vertrag einzuhalten, dann suchen Sie sich Helfer. Teilen Sie anderen Menschen,
  die Sie unterstützen wollen, Ihre Absicht mit und machen mit
  diesen einen Vertrag. Nicht alles kann und muss man allein bewältigen.

Alkohol

Alkohol lässt viele besser einschlafen, weshalb es sehr verführerisch ist,
ihn als Einschlafhilfe zu nutzen. Schlafräuberisch wirkt er sich aber aus,
indem er die Schlafqualität gravierend beeinträchtigt. Er führt zu länge-
ren nächtlichen Wachphasen und stört häufig in der zweiten Hälfte der
Nacht den Schlaf, in dem vermehrt Traumphasen auftreten. Insgesamt
wird die Steuerung der Tiefschlaf- und Traumphasen gestört.

Nur die wenigsten wissen: Schon zwei Glas Wein oder ein Liter Bier
führen zu einer sehr starken Verschlechterung der Erholung im Schlaf.
Erst recht, wenn man Alkohol in den letzten Stunden vor dem Einschlafen zu sich nimmt. Er wirkt wie ein Narkosemittel, und wer hat sich schon
mal nach einer Narkose erholt gefühlt?

Den Wein vor dem Schlafen geb ich ungern her

Ein ca. 50-jähriger Mann kommt mit massiven Schlafproblemen zu mir. Er schlafe zwar gut ein, wache dann aber wieder auf, liege wach und könne nicht mehr schlafen. Schlafe er dann doch ein, würde er merkwürdige Träume haben, und diese ließen ihn auch am Tag nicht wirklich los. Er schildert, wirklich viel Verantwortung in seinem Leben zu tragen und oft noch mit Problemen am Abend zu kämpfen. Er komme häufig erst spät nach Hause; um dann abschalten zu können, trinke er seine zwei Viertele Wein und ginge dann recht bald schlafen. Auf den Vorschlag, probehalber auf den Alkohol zu verzichten, reagiert er: «Meinen Wein, ja, aber den brauch ich doch, um abschalten zu können von den Dingen des Tages, sonst komm ich gar nicht runter, und außerdem schlaf ich damit doch viel besser ein.» Äußerst skeptisch willigt er doch ein, probehalber auf den Wein zu verzichten. Er weiß, allein schafft er es nicht, und wir vereinbaren, dass er seine Frau als Unterstützerin in dieses Vorhaben einweihen wird. Außerdem erlernt er das Klopfen, um beim Einschlafen eine Hilfestellung zu haben. Nach zwei Wochen sehen wir uns wieder. Er sagt, er schlafe ohne Alkohol tatsächlich ruhiger, schnarche auch nicht mehr so viel, was seiner Frau sehr gefalle. Am nächsten Tag sei er besser erholt. Allerdings beunruhige ihn oft noch der Stress des Tages, an dem wir dann weiter mit den Entrümpelungsstrategien arbeiten.

Entrümpelungsstrategie:
- Als Schlafgestörter abends einfach einmal auf den Alkohol verzichten.
- Wenn Sie etwas trinken, wäre es hilfreich, wenn der Abstand zum Zubettgehen eine Stunde pro Glas beträgt.

Zigaretten

Auch Rauchen stört den Schlaf, da das Nikotin sich ähnlich negativ auf den Schlaf auswirkt wie Kaffee. Auch hier ist die Zeit vor dem Zubettgehen entscheidend. Versuchen Sie, nach dem Spätnachmittag nicht mehr zu rauchen. Besonders die Verbindung von Rauchen und Alkohol ist schlafschädigend. Die Lungenfunktion wird durch das Rauchen beeinträchtigt. Auch diese Beeinträchtigung verschlechtert den Schlaf.

Entrümpelungsstrategie:
- Nutzen Sie jetzt die Chance, an dieser Stelle Ihren Umgang mit Suchtmitteln zu überprüfen. Was ist Ihnen wichtiger: Ihr Schlaf und ein gutes Gefühl am Tag oder die gewohnten Zigaretten?
- Probieren Sie es aus, abends nicht mehr zu rauchen.
- Vielleicht geben Sie das Rauchen ganz auf. Hierzu kann Ihnen das sehr hilfreiche Buch *Klopfen gegen Rauchen*[2] wichtige Unterstützung geben.

Essen und Trinken am Abend

Was wir abends zu uns nehmen, muss auch abends und nachts verdaut werden. Das ist eine Binsenweisheit, die man vor lauter Schlemmerlust leider manchmal vergisst. Unser Köper soll sich im Schlaf regenerieren, und anstelle dessen muss er eventuell Höchstleistungen bringen, indem schweres Essen verdaut werden muss. Unser Magen-Darm-Trakt wird dadurch stimuliert, anstatt sich zu erholen. Spätestens zwei Stunden vor dem Schlaf braucht der Körper daher nichts mehr zu essen. Am besten wären vier Stunden vorher, aber das widerspricht bei vielen Menschen dem Wunsch nach Geselligkeit am Abend. Hier trifft man auf die Familie und Freunde, und das Essen hat neben der Sättigung auch soziale Funktion: Daher ist es vielleicht schwierig, dies einzuhalten. Es lohnt sich in jedem Fall, zu überdenken, was wir zu uns nehmen.

Fettreiches Essen setzt bei der Verbrennung im Körper Energie frei. Diese Energie brauchen wir aber am Abend normalerweise nicht. Also muss sie verstoffwechselt werden, was zu Fetteinlagerung im Körper führt. Außerdem belasten wir damit unsere Leber und Galle, die nachts eigentlich ihre Entgiftungsfunktion erfüllen sollen und nun von ihrer Hauptaufgabe abgelenkt sind. Viele Nahrungsmittel belasten den Magen-Darm-Trakt, und es lohnt sich, zu experimentieren, wie es ist, wenn man solche Nahrungsmittel am Abend einfach mal vermeidet.

Gut ist, was leicht verdaulich ist. Dazu zählen alle gekochten oder gedünsteten Gemüse außer Kohl und Kraut. Suppen oder leicht verdauliche Kohlenhydrate, wie sie in Kartoffeln, Nudeln oder Reis vorkommen, sättigen, ohne zu sehr zu belasten. Auch Fisch, der nicht fett ist, ist leicht verdaulich.

Am besten legt man seine Hauptmahlzeiten auf den Vormittag und Mittag. Am Tag brauchen wir die Energie aus der Nahrung, um unsere Aufgaben zu erfüllen und Kraft zu haben. Abends sollte man, wenn möglich, herunterfahren und deutlich weniger zu sich nehmen.

Hilfreich zum Einschlafen ist das gute alte Hausmittel: Milch mit Honig. Milch und Bananen enthalten das L-Tryptophan, was im Gehirn als Botenstoff zur Schlafregulation gebraucht wird. Um dort eingebaut zu werden, braucht es ein Zuckermolekül, wozu der Honig gut ist.

Wenn wir am Abend viel trinken, kann das dazu führen, dass wir nachts auf die Toilette müssen oder sogenannte Weckträume haben, welche auf unsere Blase aufmerksam machen. Wenn man danach nicht gut wieder einschlafen kann, sollte man überdenken, wie viel Flüssigkeit man am Abend zu sich nimmt. Viel Trinken ist gesund, sollte dann aber in Form von Wasser oder Kräuter- und Früchtetees am Tag erfolgen.

Fernsehen und PC

Bei vielen Menschen ist das Fernsehen am Abend zu einem festen Bestandteil ihres Lebens geworden. Sie suchen Entspannung und Ruhe und genießen es, sich unterhalten zu lassen und nichts dazu beitragen zu müssen. Den ganzen Tag sind sie aktiv bei der Arbeit und/oder in der Familie gewesen, und es besteht eine Sehnsucht, sich «berieseln» zu lassen oder es einfach zu haben und zu konsumieren. Das Fernsehen, so empfinden sie, dient dem Abschalten vom Tag. So wechseln sie von Aktivität im Alltag zu Passivität am Abend beim Fernsehen. Was aber passiert mit uns beim Fernsehen? Die schnelle Folge von Bildern erzeugt eine Aktivierung von Körper und Geist. Wir werden vom Fernsehen stimuliert, allein aufgrund der Bilderfolge, aber auch durch die Themen, mit denen wir konfrontiert werden. Fernsehen ist leicht in der Lage, uns erheblich in Unruhe zu versetzen.

Wer eine Schlafstörung hat, könnte ausprobieren, sich am Abend nicht mehr in eine solche Stress- oder Aufregungssituation bringen zu lassen, denn er provoziert eventuell auf diese Art, künstlich in eine Unruhe und Anspannung versetzt zu werden, die ihn dann nicht schlafen lässt. Die Stimulierung erfolgt mittels einer Stressreaktion, bei gleichzeitiger Passivität im Sessel. Die erzeugten Stresshormone werden nicht mehr durch Bewegung abgebaut und hindern möglicherweise am Ein- oder Durchschlafen. So entsteht unter Umständen ein ungünstiger, sich selbst verstärkender Kreislauf: Wer eine Schlafstörung hat, produziert am Tag Stresshormone, ist erschöpft und setzt sich abends zur «Entspannung» vor den Fernseher und baut so weitere Stressreaktionen auf.

Ein weiterer Aspekt ist beim Fernsehen in Bezug auf eine Schlafstörung bedenkenswert. Viele Menschen sind so erschöpft, dass sie vor dem Fernseher einnicken, nach dem Aufwachen dann ihren optimalen Punkt des Einschlafens verpasst haben. Der Schlafdruck, der durch einen großen Abstand zum letzten Schlaf entsteht, wird verkleinert.

Ähnlich verhält es sich mit dem Computer. Auch er zieht viel unserer Aufmerksamkeit und erzeugt ein höheres Aktivierungsniveau. Bei vielen hat der PC den Fernseher abgelöst.

Fernsehen ist also keine gute Einschlafhilfe bei einer Schlafstörung. Ein Fernseher gehört bei Menschen mit Schlafstörungen auf gar keinen Fall ins Schlafzimmer. Wer nicht schlafen kann, könnte sich alternative Beschäftigungen am Abend suchen oder zumindest eine Stunde vor dem Schlafengehen den Fernseher ausschalten.

Übung zum Erkunden von alternativen Aktivitäten:

Hilfreich ist es, sich zu überlegen, was zu einem an Aktivitäten passt. Dabei kann man in die Vergangenheit schauen und erkunden, was man bisher schon immer gern gemacht hat und bloß aus irgendwelchen Gründen nicht mehr macht. Oder man legt, wie Maja Storch vorschlägt, einen Ideenkorb an, indem man auch entfernt bekannte Menschen fragt, was die abends machen. Dann kann man es ausprobieren und überprüfen, ob es sich positiv auf das Schlafverhalten auswirkt und wie sich die Lebenszufriedenheit vorher und nachher anfühlt.

Körperliche Aktivitäten

Der Körper braucht eine gewisse Müdigkeit, um schlafen zu können. Diese Müdigkeit bekommen wir durch Bewegung. Wer Kinder hat, weiß, dass Eltern mit kleinen Kindern viel ins Freie gehen, um die Kleinen durch Bewegung so richtig müde zu machen, damit sie besser schlafen. Was für die Kleinen gut ist, gilt auch für die Erwachsenen. Nur ist da in der Regel keiner mehr, der einen hinaustreibt, das dürfen wir schon selbst machen. Und da beginnt unsere Herausforderung, denn manchmal gibt es Anteile, die einem zuflüstern, dass es doch viel gemütlicher sei, wenn wir nichts tun. Erst wenn wir uns bewegen, merken wir, wie gut es uns tut.

Bewegung am Tag

Um am Abend müde zu sein, können wir jede Gelegenheit am Tag nutzen, uns zu bewegen. Wir können Treppen steigen, anstatt den Fahrstuhl zu nehmen. Auf dem Weg zur Arbeit können wir zu Fuß oder mit dem Rad unterwegs sein oder auch nur einen Teil der Stecke so zurücklegen, wenn der Arbeitsweg zu lang ist. So können wir aus der S-Bahn ein bis zwei Haltestellen vor dem Ziel aussteigen oder einen weiter entfernten Parkplatz suchen, der uns den Fußweg zu Beginn und Ende der Arbeitszeit ermöglicht.

Wir können die Mittagspause für einen Spaziergang nutzen. Bei der Arbeit können wir den Weg zur Kollegin gehen, anstatt mit ihr zu telefonieren oder zu mailen. Wir können zu Fuß zum Einkaufen gehen, und das eventuell mehrmals in der Woche.

Um die Stresshormone aus dem Blut zu verarbeiten, ist Bewegung notwendig. Allerdings sind die meisten von uns viel zu selten körperlich aktiv. Die Stresshormone kreisen so unaufhörlich stundenlang in unserem Blut und lassen uns nicht zur Ruhe kommen.

Was jetzt hilft, ist Bewegung. Wir können es genießen, nach der Arbeit Sport zu machen. Irgendeinen, wichtig ist nur, er muss Spaß machen. Denn ohne Spaß macht man nichts auf Dauer. Wenn wir das noch bei Tageslicht und mit viel Sauerstoffzufuhr tun, sind wir auf der Überholspur auf dem Weg zu einem entspannten Schlaf.

Bewegung am Abend

Sportliche Aktivitäten haben allerdings in den Abendstunden munter machende Wirkung. Daher empfiehlt es sich, spätestens nach 20.00 Uhr keinen aktivierenden Sport mehr zu betreiben.

Dagegen ist ein Abendspaziergang für viele Menschen ein starkes Hilfsmittel zum guten Einschlafen. Wer einen Hund hat, weiß, wie gut der Gang nach draußen tun kann. Wer keinen hat, kann es einfach ein paarmal ausprobieren, wie es sich anfühlt, abends noch einen Spaziergang zu machen. Oder machen Sie eine kleine Radtour, ohne auf Leistung oder auf Schnelligkeit zu fahren, sondern in gemütlichem Tempo.

Sexualität ist auch eine körperliche Aktivität, die sehr entspannend wirken kann und daher am Abend dem Einschlafen förderlich sein kann. Probieren Sie aus, was Ihnen guttut, und sorgen Sie dafür, möglichst viel davon zu bekommen. Sigmund Freud soll gesagt haben, dass Schlafstörungen nicht selten Beischlafstörungen seien.

Ruhe finden am Abend

Rituale

Arbeiten noch bis kurz vor der Nachtruhe ist ein sicheres Mittel, um nicht gut ein- oder durchschlafen zu können. Der Schlaf ist ein Zustand der Entspannung, und ihn können wir erreichen, indem wir am Abend langsam unsere Aktivitäten herunterfahren. Arbeiten am Abend aktiviert uns, anstatt uns zu entspannen. Ebenso werden wir durch Konfliktgespräche oder die Lösung von schwierigen Aufgaben aktiviert. All dies ist wichtig, könnte aber deutlich vor dem Schlafen erfolgen und früher am Abend abgeschlossen sein. Entspannende Tätigkeiten fördern dagegen den Schlaf, sie schaffen eine «Knautschzone» zwischen dem Gerümpel des Tages und dem Schlafen.

Übung zu Belastungen des Tages:

Wie wäre es, wenn Sie am frühen Abend eine Liste von belastendem Gerümpel anlegen? Dann kann diese Liste Ihre Seele, aber auch Ihr Gehirn entlasten, es ist dann festgehalten und kann nicht mehr verlorengehen, muss also nicht dauernd erinnert werden. Probieren Sie es aus, die Übungen der Entrümpelungsanleitung anzuwenden, wenn diese Dinge Sie belasten, und seien Sie neugierig, was sich in Ihnen tut.

Haben Sie ein Ritual vor dem Zubettgehen? Rituale dienen der Verhaltenssicherheit und vermitteln Halt und Orientierung. Sie erleichtern den Umgang mit der Welt. Insofern kann ein individuell gestaltetes Ritual eine Sicherheit schaffen, das Schlafen «einzuläuten». Unser Körper bereitet sich dann schon darauf vor, dass mit diesem Ritual bald das Einschlafen erfolgen wird.

Die Rituale können sich auf die Körperhygiene beziehen oder auf das
Ordnen und Zurücklassen der Wohnung für die Nacht. Sie können im
Bett ein Ritual pflegen, den Tag abzuschließen, zu beten oder sich zu
freuen an allem, was Ihnen positiv an dem Tag widerfahren ist. Suchen
Sie nach einem Ritual, das zu Ihnen passt, mit dem Sie sich wohl, sicher
und geborgen fühlen, dann wird der Schlaf durch so eine «liebe Gewohn-
heit» eingeleitet.

Je entspannter wir ins Bett gehen, desto mehr erhöht sich die Chance,
tatsächlich einen erholsamen Schlaf zu haben.

Schlafumgebung

Feng Shui hat das Ziel, eine Harmonisierung des Menschen mit seiner
Umgebung zu bewirken. Dies erreichen wir durch eine besondere Gestaltung der Wohn- und Lebensräume. Energie soll sich nicht festsetzen,
und das Qi, die unsichtbare Lebensenergie, soll frei fließen. Nutzen wir
diese alte chinesische Tradition für die Gestaltung unserer Schlafumgebung. Wir können erproben, ob sie einer Harmonisierung unseres Schlafes nützlich ist. Ganz im Sinne des Feng Shui können wir Energie frei
fließen lassen. Wir sollten in uns und unserer Umgebung für eine Balance sorgen. Dafür sind auch die Übungen in der Entrümpelungsanleitung besonders hilfreich.

Das Schlafzimmer ist der Raum, in dem wir uns am längsten aufhalten. Er ist unser Intimbereich und nur wenigen Menschen zugänglich. Hier wollen wir zur Ruhe und Entspannung kommen, wollen Kraft schöpfen und uns regenerieren. Nur weil wir die meiste Zeit in diesem Raum nicht wach sind, sollten wir diesen Raum nicht stiefmütterlich behandeln, sondern im Gegenteil ihn zu einem Ort des Wohlfühlens und des Kraftschöpfens machen.

Entspannender ist es für uns, wenn Arbeits- und der Ruhebereich voneinander getrennt sind. Das Schlafzimmer braucht dafür andere Qualitäten als ein Arbeitszimmer. Liegt die Arbeit in unserem Schlafzimmer herum, steht ein Computer da, liegt die ungebügelte Wäsche auf einem Haufen, dann geben wir uns selbst ein Signal, dass Unerledigtes auf uns wartet, und Entspannen ist so sehr viel schwerer möglich. Hier im Schlafzimmer ist der Ort, um loszulassen und die Aktivität des Tages hinter uns zu lassen.

Wir können doch einfach mal ausprobieren, unsere Schlafumgebung so zu gestalten, dass wir Ruhe finden. Ist das wirklich der Raum, in dem alles Gerümpel, was wir in den «offiziellen Räumen» unserer Wohnung nicht zeigen wollen, gut aufgehoben ist? Überprüfen wir doch einmal, ob die Gegenstände, Möbel und Bilder zu einer entspannten Schlafumgebung passen oder vielleicht nur aus Gründen der Praktikabilität dort sind.

Wir sollten es uns selbst wert sein, in diesem intimen Bereich für eine angenehme Atmosphäre zu sorgen. Wir können überlegen, was wir dafür tun können, dass wir uns in unserem Schlafzimmer und speziell im Bett wohl fühlen. Klarheit und Frische sorgen für eine angenehme Schlafumgebung. Kleinkram, Staub und Entsorgung von ungeliebten Dingen sorgen für Muffigkeit im Schlafzimmer, die sich störend auf den Schlaf auswirken kann.

Im Schlafzimmer liegen wir die meiste Zeit im Bett. Aus dieser Perspektive sollte das Zimmer gestaltet sein. Niedrige Möbel sind dann in Augenhöhe. Hohe Möbel erdrücken einen eventuell. Ein Kleiderschrank steht in den meisten Schlafzimmern, vielleicht können wir ihn aber auch in ein anderes Zimmer stellen. Wenn nicht, wäre es gut, wenn er nicht zu klobig und dominierend ist. Wir brauchen Luft zum Atmen in der Nacht!

Verschiedene Lichtquellen können für eine gute Stimmung sorgen. Licht, das wir eventuell in der Nacht brauchen, könnte schummerig sein. Denn wir wissen ja inzwischen: Das Schlafhormon Melatonin ist das Dunkelhormon, weil es erst im Dunkeln ausgeschüttet wird.

Übung – das Schlafzimmer erkunden:

Gehen Sie doch einmal in Ihr Schlafzimmer. Schauen Sie sich neugierig um. Was ist zu sehen? Ist es ein Raum zum Wohlfühlen? Es ist zu bedenken, dass Sie hier neben der Arbeit wohl die meiste Zeit Ihres Lebens verbringen! Machen Sie doch einfach mal eine Bestandsaufnahme Ihres Schlafzimmers. Was befindet sich darin, und gehört es in Ihre Schlafumgebung? Gibt es genug freie Flächen zum Atmen? Wenn Sie auf dem Bett liegen, wie spüren Sie nun die Wirkung des Raumes. Worauf fällt Ihr Blick im Liegen? Ist das Bett bequem? Wie fühlen sich die Matratze, Decke, das Kopfkissen und die Bettbezüge an? Was sagt Ihnen Ihr Körper? Wie geht es Ihrem Rücken, dem Becken, den Beinen, den Armen, dem Nacken und dem Kopf beim Liegen?

Für Menschen mit Schlafproblemen wäre es gut, wenn das Bett allein dem Schlafen, der Erholung und der Sexualität vorbehalten wäre. Alle anderen Aktivitäten sollten außerhalb des Bettes erfolgen. Was stört also den Schlaf? Arbeiten, Fernsehen, Lesen, Essen, Grübeln, sich Sorgen machen, sich ärgern!

Wir haben es in unserer Hand und können die Umgebung so gestalten, dass es nicht zu warm oder kalt, das Licht angenehm ist, Geräusche nach Möglichkeit draußen bleiben, warme Farben den Raum gestalten und genügend frische Luft ins Zimmer kommt.

Was den Schlaf stört

- Nachts wäre es gut, wenn man sich keinem hellen Licht aussetzt, wenn man wach wird. Das Schlafhormon Melatonin wird auch «Dunkelhormon» genannt. Es wird bei Dunkelheit erzeugt, helles Licht wirkt als Muntermacher und irritiert unsere «innere Uhr».
- Nachts will der Körper regenerieren, Essen stört diesen Prozess. Isst man nachts, dann trainiert man seinen Körper dazu, uns nachts zu wecken, damit er etwas zu essen bekommt. Auch mit dem nächtlichen Essen drehen wir sozusagen an der «inneren Uhr». Eine Ausnahme könnte sein, sich eine Tasse warme Milch mit Honig zu machen, aber nur, wenn dies nicht zu einem Trainingseffekt unseres Körpers führt und das nicht jede Nacht nötig ist.
- Der Blick zur Uhr! Wer kennt ihn nicht, der eine Schlafstörung hat? Dieser Blick löst meist Qualen aus. Ärger über sich, schon wieder wach zu sein, Stress beim Gedanken an den nächsten Tag, sich unter Druck setzen, jetzt einzuschlafen. Machen Sie sich bewusst, dass Sie eine ganz normale Reaktion haben, wenn Sie nachts wach werden. Jeder wacht nachts auf, es dient unserem Überleben als Menschen. Einen Versuch ist es wert, es mit Gelassenheit und Akzeptanz zu nehmen. Dann kann man sich freuen, dass man noch weiterschlafen kann, dass noch Zeit zum Schlafen da ist. Aber hilfreich ist es, nicht dauernd auf die Uhr zu schauen, auch wenn es schwerfällt. Gelingt das nicht, dann könnte man ausprobieren, den Wecker umzudrehen oder unter das Bett zu stellen.
- Grübeln in der Nacht bringt einen in den allermeisten Fällen nicht weiter. Man raubt sich nur die Erholung der Nacht. Unser Gehirn ist auf Abspeichern des Erlebten des Tages eingerichtet, nicht auf Problemlösung! Spüren Sie, dass Sie etwas beschäftigt, wäre es sinnvoll, es kurz niederzuschreiben und sich diesem Thema am nächsten Tag zuzuwenden.
- Sollte man oft nachts durch den Gang zur Toilette geweckt werden, stört das den Schlaf. Dann wäre es hilfreich, am Abend weniger zu trinken, um seinen Organismus zu entlasten.

Checkliste für einen guten Schlaf

Um einen erholsamen Schlaf wahrscheinlicher zu machen, kann man mit einer guten Schlafhygiene viel dafür tun, dass es gar nicht erst zu Problemen kommt. Hier gibt es die Gelegenheit, die eigenen Gewohnheiten zu überprüfen und in der folgenden Tabelle einzutragen. Sie können hier auf problematisches Verhalten bezüglich der Förderung eines guten Schlafes aufmerksam werden. Es liegt an Ihnen, ob Sie Veränderungen im Sinne der linken Spalte der Tabelle einführen wollen oder können und damit einen guten Schlaf wahrscheinlicher werden lassen.

	Was gut wäre:	Wie es bei mir ist.
1.	Regelmäßige Aufstehzeit als «Ankerpunkt»	
2.	Regelmäßige Mahlzeiten	
3.	Schlafdauer ca. sieben Stunden insgesamt, Bettliegezeit nicht ausdehnen	
4.	Nur kurzer Mittagsschlaf (max. 30. Min.) bis 15.00 Uhr	
5.	Vermeidung vom Kurzschlaf vor dem Fernseher	
6.	Erst schlafen gehen, wenn Sie müde sind.	
7.	Morgens viel Licht, abends Licht meiden	
8.	Kaffee und schwarzen Tee nach dem Mittagessen meiden	
9.	Alkohol nicht als Einschlafhilfe nützen, nur mit 1 Std. Abstand zum Zubettgehen einnehmen	

	Was gut wäre:	Wie es bei mir ist.
10.	Fettreiches Essen am Abend meiden, stattdessen leicht Verdauliches essen	
11.	Spätestens zwei Stunden vor dem Schlafen nichts mehr essen	
12.	Abends nicht mehr Rauchen	
13.	Am Tag für ausreichend Bewegung sorgen	
14.	Sport machen, aber nicht mehr nach 20.00 Uhr	
15.	Für leichte Bewegung am Abend sorgen	
16.	Fernsehen/PC am Abend meiden, langsam Aktivitäten herunterfahren.	
17.	Alternativen fürs Fernsehen/PC suchen	
18.	Jeden Abend ein Ritual zum Zubettgehen ausführen	
19.	Für eine entspannende Schlafumgebung sorgen	
20.	Nachts kein Licht	
21.	Den Gang zur Toilette meiden, durch weniger Trinken am Abend und mehr Trinken am Tag	
22.	Nachts kein Blick auf den Wecker	
23.	Aufschreiben, was Sie beschäftigt	

Übertragen Sie nun aus der Tabelle die Punkte, an denen Sie etwas verändern möchten.

Checkliste der Veränderungsmöglichkeit

	Wie es bei mir ist:	Was ich verändere, um besser schlafen zu können:
1.		
2.		
3.		
4.		
5.		
6.		
7.		
8.		
9.		

Kapitel 5:
Die Entrümpelungsanleitung:
guten Schlaf finden

Energetische Psychologie und Klopfen

Willkommen in der Entrümpelungsabteilung! Sie wissen jetzt sehr viel über Schlafstörungen und über das Klopfen, welches ja auch als Energetische Psychologie bezeichnet wird. Wir laden Sie ein, die Übungen kennen- und anwenden zu lernen. Jetzt geht es darum,

- aktiv zu werden,
- mit Ihrem Gefühl, Verstand und Körper zu arbeiten und
- damit eine wirksame Selbsthilfe zum besseren Schlafen zu erlernen.

Sie werden sehen: Sie sind der Schlafstörung nicht wie bisher ausgeliefert, sondern die folgenden Übungen geben Ihnen eine wirksame Methode an die Hand, mit der Sie zu einem guten und erholsamen Schlaf gelangen werden. Wie bei allem, was man noch nicht kennt, sollte man sich Zeit nehmen, um die neuen Strategien zu lernen. Wir stellen Ihnen zunächst die einzelnen Übungen vor, um danach auf die konkrete Anwendung für Ihre Schlafstörung einzugehen.

Was sind überhaupt Energetische Psychologie und Klopfen? In diesem Buch nutzen wir zur Auflösung unangenehmer, störender und belastender Gefühle die Klopftechnik, auch Energetische Psychologie genannt. Dabei handelt es sich um eine Technik, die in den letzten Jahren im Bereich der emotionalen Selbsthilfe sehr viel Aufsehen erregt hat. Man beklopft, während man Stress, Angst, Ärger, Hilflosigkeit oder andere unangenehme Gefühle empfindet, bestimmte Akupunkturpunkte, spricht positive Affirmationen aus und nutzt weitere Strategien, die unser Gehirn wieder in einen lösungskompetenten Zustand versetzen.

Natürlich wirkt es auf viele Menschen zunächst etwas kulturfremd, ja vielleicht sogar bizarr, wenn man sich bei Problemen oder unangenehmen Gefühlen selbst auf bestimmte Akupunkturpunkte klopft. Es könnte sich jedoch als erstaunlich interessante Abkürzung zum gewünschten Ziel erweisen, vor allem wenn es darum geht, unangenehme Gefühle zu überwinden. Unsere Gefühle sind nämlich in einem sehr alten Hirnareal, dem limbischen System, auch Säugetierhirn genannt, organisiert. Wenn wir z. B. ärgerlich sind oder Angst haben, dass wir nicht einschlafen können, dann ist dieses Hirnareal sehr stark aktiviert. Wenn man sich nun über die Großhirnrinde, also den Verstand, sagt, dass man doch jetzt einfach bitte schön einschlafen solle oder dass man auch, wenn man nicht gut schlafen sollte, keine Angst zu haben braucht, macht man vermutlich die Beobachtung, dass diese Einsichten leider meist nicht wirklich helfen. Der Ärger und die Angst bleiben häufig unverändert und lassen sich durch schlaue Kommentare aus der Großhirnrinde nicht wirklich beeindrucken. Wer hat das nicht schon erlebt? Leider führt diese Beobachtung bei vielen Menschen zu einer Selbstabwertung, da sie die Erwartung an sich haben, dass das doch eigentlich funktionieren müsste. Das geht schlicht und ergreifend aus biologischen Gründen nicht. Wenn unser Gefühlshirn stark aktiviert ist, macht es sich sozusagen unabhängig vom Großhirn, damit wir z. B. bei Gefahr sofort ohne große Umwege handeln und zur Gegenwehr ansetzen oder bei vermuteter Erfolglosigkeit der Gegenwehr uns in Sicherheit bringen, also fliehen. Die Unbeeindruckbarkeit des Gefühlshirns durch kluge oder nicht so kluge Kommentare aus der Großhirnrinde ist ein biologisches Programm, das unseren Vorfahren in Gefahrensituationen das Leben gerettet hat und auch uns auf Gefahren hinweisen soll. Nun springt dieses Notfallprogramm leider manchmal zu früh an, bzw. unser automatisiertes Frühwarnsystem hält etwas für eine Gefahr, was vielleicht früher tatsächlich einmal eine Gefahr war, nun aber keine mehr ist. Aller Beobachtung nach wirkt das Klopfen direkt auf unser Gefühlshirn. Das heißt, wenn wir auf bestimmte Akupunkturpunkte klopfen, während wir eine unangenehme oder belastende Emotion erleben, haben wir gute Chancen, dass sich Ärger, Unbehagen, Ängste oder andere unangenehme Gefühle reduzieren lassen.

Das Klopfen ist sozusagen eine ganzkörperliche Maßnahme, die unseren unangenehmen Gefühlen dort begegnet, wo sie sich uns mitteilen, nämlich auf der Ebene des Körpererlebens. Der bekannte Hirnforscher Antonio Damasio spricht vom Körper auch als der Bühne der Gefühle.

Sollte Ihnen das reine Klopfen von Akupunkturpunkten nicht gleich helfen, so ist es wichtig, zu schauen, ob man sich mit seinem Großhirn, genauer gesagt, mit unserer präfrontalen (hinter der Stirn liegenden) Hirnrinde, selbst im Wege steht. Es könnte nämlich durchaus sein, dass man etwas denkt bzw. tut, was seine unangenehmen Gefühle sehr verlässlich konserviert. Diese hocheffizienten Blockaden werden Big-Five-Lösungsblockaden genannt (Näheres hierzu siehe auf S. 112).

Wir müssen also auf zwei Ebenen ansetzen: auf der Ebene der unangenehmen Gefühle und auf der Ebene von Gedanken und Beziehungen. Viele Menschen berichten, dass ihre unangenehmen Gefühle bereits nach ein bis zwei Klopfdurchgängen deutlich an Schärfe verlieren. Manchmal macht es jedoch auch Sinn, einfach mal 20–30 Minuten auf das Thema fokussiert, also konzentriert zu sein und zu klopfen.

Der Entrümpelungsprozess mit Übungen für den Tag

Im Grunde ist die **Entrümpelungsanleitung**[1] einfach anzuwenden. Sie sollten den Entrümpelungsprozess jedoch ein paar Mal durchlaufen, damit Sie die innere Logik und den Ablauf verinnerlicht haben. Es handelt sich bei dem Entrümpelungsprozess um eine Kombination verschiedener Einzeltechniken, die man auch je für sich allein anwenden kann. Die vorgeschlagene Reihenfolge bietet sich jedoch an, da so eine optimale Anwendung gewährleistet ist.

Damit Sie die Methode nachts anwenden können, empfiehlt es sich, diese zunächst mit Problemen des Tages zu üben. Sie wissen ja inzwischen, dass der Schlaf meist durch Probleme, Gefühle und Lösungsversuche des Tages gestört wird. Es lohnt sich also, gleich mit diesen Problemen zu beginnen und sie zu entrümpeln. Auf diese Art lernen Sie die Methode kennen und entlasten sich sofort für die Nacht. Das konkrete Vorgehen in der Nacht finden Sie mit seinen Besonderheiten dann im nächsten Teil.

Wichtig ist, dass wir immer auf zwei Ebenen (also bifokal) an die Entrümpelung herangehen.

➤ Auf der Ebene der *selbstsabotierenden Gedanken, Selbstvorwürfe und dysfunktionalen Glaubenssätze.* Diese werden dann mittels Selbstakzeptanzübung behandelt.

➤ Und auf der Ebene der *negativen, einschränkenden Gefühle.* Diese werden mit dem aktiven Entrümpeln, also dem Klopfen der Akupunkturpunkte, entrümpelt.

Wir schauen quasi durch eine bifokale Brille auf das jeweilige Gerümpel:

Bifokales Modell

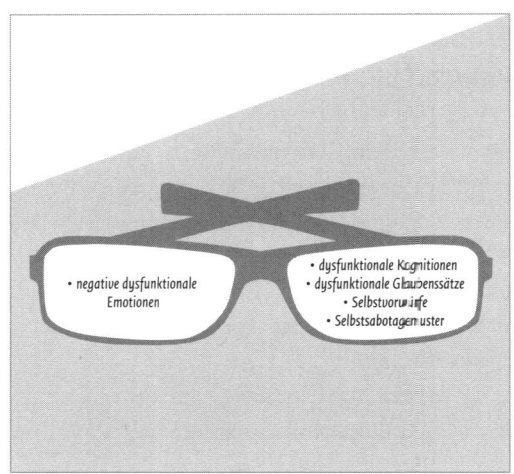

Wenn Sie ein Thema haben, dass Sie entrümpeln möchten, so notieren Sie es sich auf einem leeren Blatt Papier und entrümpeln Sie es bitte immer hinsichtlich dieser zwei Ebenen. Wir wählen hier ein Beispiel, das Sie in der Folge immer wieder finden werden.

Ich kämpfe um Anerkennung

Ein Mann Mitte 40, Meister in einem Betrieb, kam zur Beratung, weil er nicht mehr schlafen konnte und so erschöpft war, dass er sich selbst nicht mehr zu helfen wusste. Er hatte seit Monaten einen Konflikt mit seinem Chef. Er war immer sehr einsatzbereit gewesen, hatte viele Überstunden gemacht und sich sehr verantwortlich für den Betrieb gefühlt. Im Rahmen einer Umstrukturierung waren ihm ein Aufgabenbereich und ein Entscheidungsfreiraum genommen worden. Sein Chef hatte dies geschehen lassen, und er empfand seine Arbeit jetzt als wertlos. Sein Chef war zu einer Revision nicht bereit. Wenn der Meister nach Hause kam, ärgerte ihn, dass die Kinder Unordnung hinterlassen hatten und sich nicht so verhielten, wie er es von ihnen forderte. Es gab viel Streit mit den Kindern und seiner Frau, die sich auf die Seite der Kinder stellte. Er fühlte sich auch hier ungerecht behandelt. Jede Nacht war er nun beschäftigt, sich über seinen Chef zu ärgern, dachte alle Situationen zum hundertsten Mal durch und fand keinen Schlaf.

Wenn Sie z. B. Ärger mit Ihrem Chef haben, dann würden Sie zum einen diesen Ärger und alle **negativen Gefühle**, die Sie dahinter vermuten, aufschreiben, wie z. B.:

- Ärger über den Chef,
- Ärger, mich missverstanden zu fühlen,
- Ärger über mangelnde Wertschätzung,
- Angst, meinen Arbeitsplatz zu verlieren,
- sich hilflos fühlen
- etc.

<u>und</u> dann können Sie die **selbstsabotierenden Gedanken, Selbstvorwürfe und Glaubenssätze** aufschreiben, die Sie gegebenenfalls auch aus den Tabellen 5 und 6 (S. 139) oder aus den Selbstsabotage-Screening-Tabellen (S. 145) erarbeitet haben, wie z. B.:

- sich mit dem Chef anzulegen ist gefährlich,
- ich bin total blöd, dass ich mich so aufrege,
- ich kann doch wohl erwarten, dass mein Chef sich Zeit nimmt,
- immer gerate ich in Probleme mit dem Chef,
- ich bin es nicht wert, dass ich geschätzt werde,
- ohne meinen Einsatz würde hier alles zusammenbrechen
- etc.

Nun haben Sie sehr viel diagnostisches Material, nämlich die betreffenden Gefühle und Glaubenssätze, um zu verstehen, woraus Ihr Gerümpel – hier in dem Beispiel: der Ärger über den Chef, welcher den Meister daran hindert zu schlafen – zusammengesetzt ist und an welchen Stellen er seinen Veränderungshebel ansetzen könnte. Dies können Sie auf Ihre eigenen Probleme anwenden. Werfen Sie diese Last am Tag ab, und Sie werden wahrnehmen, dass Ihr Schlaf schon leichter wird, weil er vom Ärger entlastet ist, den Sie mit sich herumgeschleppt haben.

Die 8 Schritte

Als erste Übersicht lesen Sie sich bitte auf den folgenden Seiten die ausführliche Beschreibung der **Entrümpelungsanleitung** durch. Weiter hinten erfolgt dann für Ihren persönlichen Entrümpelungsprozess die *Kurzform* der **Entrümpelungsanleitung** (S. 132). In der ausführlichen Beschreibung wird auch erklärt, welche Funktion die einzelnen Übungen haben, sodass Sie genau verstehen können, warum Sie was genau machen.

Schritt 1

Sich auf das Gerümpel, also das negative Thema, fokussieren, das Sie entrümpeln wollen.

Schritt 2

Den Stress, die Belastung einschätzen. Wie unangenehm fühlt sich dieses Gerümpel auf einer Skala zwischen 0 und 10 <u>jetzt</u> an?
0 bedeutet keinen Stress oder Unbehagen, und 10 bedeutet maximalen Stress bzw. maximales Unbehagen. Diese Einschätzung können Sie nach jedem Klopfdurchgang, nach jeder Zwischenentspannung oder einfach zwischendrin wiederholen, um zu erkunden, was sich an Ihrem Thema schon geändert hat.

Schritt 3

Überkreuz- und Fingerberührübung (sich fit machen fürs Entrümpeln bzw. Aufräumen). Führt dazu, dass beide Hirnhälften besser miteinander kommunizieren.

Überkreuzübung

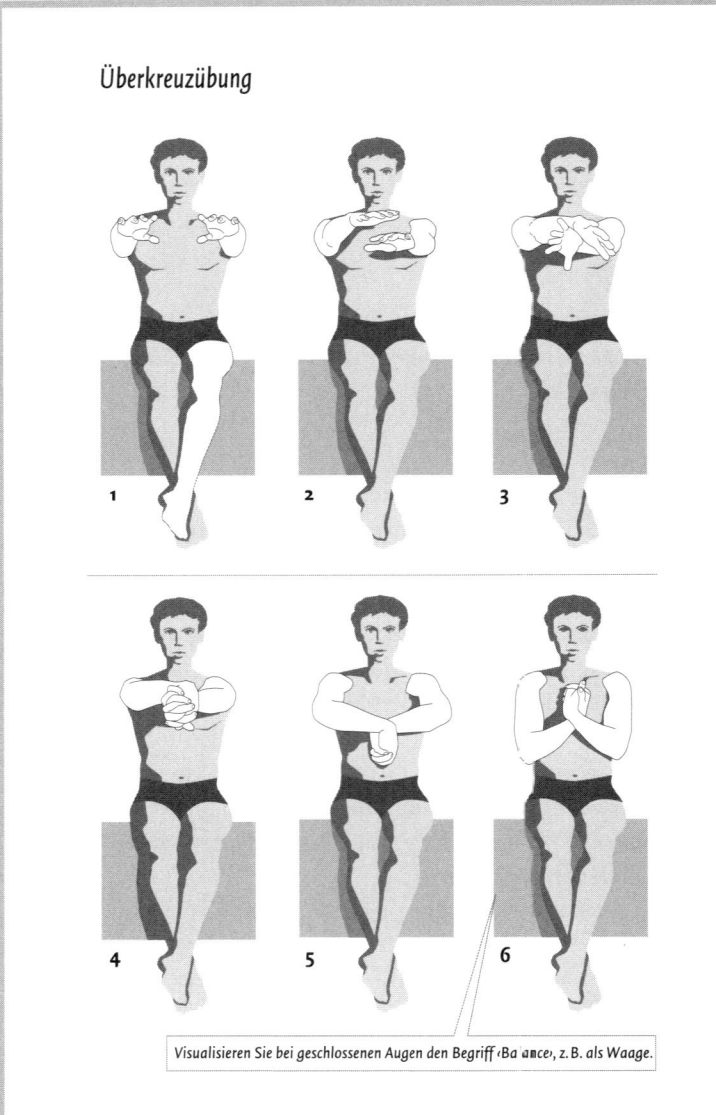

Visualisieren Sie bei geschlossenen Augen den Begriff ‹Ba ance›, z. B. als Waage.

Bei der Überkreuzübung sollten Sie darauf achten, dass sich die Positionen der Beine und Arme angenehm anfühlen. Bei den meisten Menschen ist dies der Fall, wenn der linke über dem rechten Knöchel liegt und der rechte Arm über dem linken liegt (siehe Abbildung). Falls es bei Ihnen anders ist, so ist das völlig o. k. Sie sollten jedenfalls die für Sie angenehme Position einnehmen.

Wenn Sie zum Schluss die Augen geschlossen halten, sollten Sie sich ganz auf den Atem konzentrieren. Beim Einatmen sollte die Zunge den oberen Gaumen berühren, und beim Ausatmen sollte sie sich wieder lösen. Während der Übung können Sie sich vor dem inneren Auge eine ausbalancierte Pendelwaage vorstellen oder einen Horizont am Meer, um so dem Gehirn ein Bild von Balance zu präsentieren. Sie können sich innerlich auch das Wort *Balance* sagen. Die Übung sollte zwischen 30 Sekunden und zwei Minuten dauern.

Was macht die Überkreuzübung in unserem Gehirn?

Die Überkreuzübung ist eine optimale Vorbereitung des Gehirns für den Entrümpelungsprozess. Sie führt zu einer besseren Kooperation der beiden Hirnhälften. Durch die beschriebene *verdrehte* Positionierung der Arme und Hände wird unser Gehirn extrem dazu gezwungen, sich klarzumachen, wo genau sich die Hände und die einzelnen Finger gerade befinden. Dies führt dazu, dass beide Hirnhälften gefordert sind, miteinander zu kommunizieren. Genauso wie die immer wiederkehrenden bilateralen Stimulationen, also alle abwechselnden Rechts/Links-Aktivierungen bei der Zwischenentspannung (S. 128). Durch diese Übung kann das Gehirn rationale und emotionale Erinnerungsaspekte, die zuvor isoliert waren, besser miteinander verknüpfen. Eine Umstrukturierung der Erinnerung kann so besser erfolgen. Dies, so wird vermutet, führt mit zu einer Auflösung negativer Assoziationsmuster.

Die Fingerberührübung ist eine Fokussierungs- und Zentrierungsübung.
Sie soll dazu führen, sich besser zentriert zu fühlen.

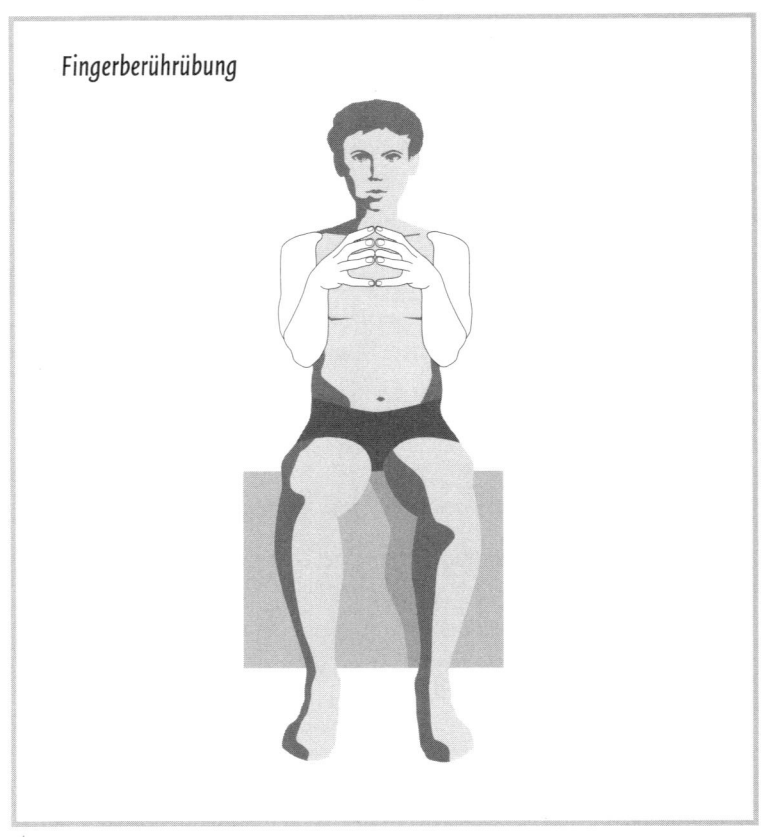

Fingerberührübung

Bei der Fingerberührübung handelt es sich um eine Zentrierungsübung.
Die Ellenbogen liegen am Körper seitlich an, und die Zunge sollte wieder
beim Einatmen den oberen Gaumen berühren und sich beim Ausatmen
wieder lösen. Auch diese Übung sollte zwischen 30 Sekunden und zwei
Minuten dauern. Die Augen können geschlossen oder offen sein.

Schritt 4

Selbstakzeptanzübung: *Auch wenn ich z. B. diesen Ärger über meinen Chef habe, liebe und akzeptiere ich mich so, wie ich bin.* Dieser Satz wird zweimal laut ausgesprochen.

Mit der **Selbstakzeptanzübung** werden selbstsabotierende Gedanken, Selbstvorwürfe und dysfunktionale Glaubenssätze (linkes Brillenglas der bifokalen Brille) entrümpelt. Man akzeptiert sich trotz des jeweiligen Problems. Selbstakzeptanz verbessert die Selbstbeziehung und beendet die Selbstentwertung. Das schont die eigenen Energieressourcen. Es werden dezidierte Selbstakzeptanzsätze, bezogen auf alle Aspekte des jeweiligen Gerümpels, herausgearbeitet und laut ausgesprochen. Während des Aussprechens wird der sogenannte Selbstakzeptanzpunkt gerieben (also nicht geklopft). Dies ist der einzige Punkt, der gerieben und nicht geklopft wird. Dieser Reflexpunkt liegt auf der linken Körperseite zwischen dem Schlüsselbein und der Brust und fühlt sich etwas schmerzhaft an, wenn man ihn reibt.

Auch nach der Selbstakzeptanzübung können Sie sich fragen, wie hoch der Stress nun ist. Es kann nämlich durchaus sein, dass das negative Gefühl sich auch durch die Selbstakzeptanzübung deutlich reduziert. Fragen Sie sich lieber einmal mehr, wo der Stress nun liegt, als einmal zu wenig. Denn die wiederholte Kontaktaufnahme mit dem Gerümpelthema hilft beim Entrümpeln.

Die selbstakzeptierenden Aussagen haben immer die gleiche logische Struktur:
Auch wenn ich … liebe und akzeptiere ich mich so, wie ich bin! Ich liebe und akzeptiere mich trotz bzw. mit meinen Problemen, Limitationen, Einschränkungen und Unzulänglichkeiten. Wenn einem diese Formulierung nicht gefällt, könnte man auch sagen «… achte und schätze ich mich so, wie ich bin.» Wenn auch dies nicht funktioniert, könnte man sich überlegen, ob man eine der Verdünnungstechniken für sich nutzt.

Verdünnungstechnik:

Sollten Sie den Satz ... *liebe und akzeptiere ich mich so, wie ich bin* nicht aussprechen können, da Sie das Gefühl haben, dass er nicht stimmt, so kann es auch sinnvoll sein, eine sogenannte Verdünnungsformel zu nutzen. Sie könnten die Selbstakzeptanzaffirmation z. B. folgendermaßen verdünnen:

Auch wenn ich ...

- ... wäre es wahrscheinlich gut für mich, wenn ich mich ...
- ... wäre es für einen Teil von mir vermutlich gut,
  wenn ich mich ...
- ... sagt die psychologische Wissenschaft, dass es gut
  für mich wäre, wenn ich mich ...
- ... tue ich jetzt einfach mal so, als ob ich mich ...

... liebe und akzeptiere, so wie ich bin.

Sie können aber auch die Selbstakzeptanzformulierung Ihrem persönlichen Geschmack anpassen. So z. B.:

- ... finde ich mich dennoch gut, so wie ich bin.
- ... achte und würdige ich mich so, wie ich bin.
- ... bin ich der/die, der/die ich bin.
- ... bin ich trotzdem o. k.
- ... bin ich dennoch wertvoll und interessant.
- ... etc.

Wenn wir gerade auf der Straße der Gewinner fahren, von allen gefeiert werden, erfolgreich und beliebt sind und alles im Leben einfach super läuft, ist es keine große Leistung, sich zu lieben und zu akzeptieren. Nach dem Motto: Klar habe ich mich in dem Moment akzeptiert und zutiefst geliebt, als ich die Zusage für meinen Traumjob erhielt oder die erste Spritzfahrt in meinem Traumauto machte oder ich mein erstes Kind im Arm gehalten habe, mein Foto den 1. Preis auf einem Wettbewerb machte oder ich in Stockholm vom schwedischen König den Nobelpreis entgegengenommen habe.

Allerdings brauchen wir Selbstakzeptanz in diesen Situationen auch nicht so sehr, als dann, wenn es uns nicht gutgeht, einiges im Leben wieder mal schiefläuft, wir uns erfolglos, unsicher und gerade mal wieder voller Fehler und Unzulänglichkeiten fühlen und schlaflos im Bett liegen.

Genau in diesen Situationen, wo wir es eigentlich am allernötigsten hätten, dass wir geliebt und akzeptiert werden, entziehen wir uns oft selbst die Loyalität und prügeln noch mit Selbstvorwürfen und Entwertungen auf uns ein. Plausibel erscheint uns das nicht, oder etwa Ihnen? Meist würden wir mit einem anderen Menschen, der es gerade schwer hat, nicht so umgehen. Nur mit uns selbst sind wir so radikal und ungnädig.

Interessant an der Formulierung *... liebe und akzeptiere ich mich ...* ist auch, dass sowohl der Verstand (*akzeptiere*) als auch das Gefühl (*liebe*) angesprochen werden. Diese selbstakzeptierende Annahme wirkt quasi auf zwei Ebenen und immunisiert so gegen schwächende Energien. Ganz nach dem Motto: *Wenn ich mich akzeptiere und liebe, wer will denn da noch gegen mich sein?* Viele Menschen können sich aber nicht akzeptieren, gerade weil sie ja das Problem haben. Fatal daran, das Problem bzw. sich mit dem Problem nicht zu akzeptieren, ist, dass wir mit dem Problem ebenjenen Persönlichkeitsanteil in uns ablehnen, der dieses Problem hat. Wir lehnen also einen Teil von uns selbst ab. Nun sind wir schon geschwächt durch das Leid bzw. das Problem und setzen dann noch einen drauf. Dass wir mit dieser inneren Haltung uns selbst gegenüber nicht einschlafen können, leuchtet unmittelbar ein.

Selbstakzeptanzübung

Hirnforscher haben herausgefunden, dass Hirnareale, wie etwa die Amygdalae, also die Mandelkerne, die mit negativen Empfindungen wie z. B. Trauer, Angst und Wut in Zusammenhang stehen, offensichtlich durch Liebesgefühle zum Schweigen gebracht werden.[2] Dies könnte auch erklären, warum die Aussagen zur Selbstannahme und Selbstliebe während einer Klopfsequenz häufig direkt so positive und Stress reduzierende Auswirkungen haben.

Heilung hat immer etwas mit Ganzwerdung zu tun. Es mag deshalb also paradox erscheinen, aber ein Problem können wir erst dann lösen und loslassen, wenn wir akzeptieren, dass wir es auch haben.

Im asiatischen Raum gibt es eine schöne Beschreibung für die Akzeptanz der dunklen Seiten. Sie heißt *Lob des Schattens*[3] und beschreibt, dass Dinge, die ihren Schatten zeigen, im Grunde interessanter und von tieferer Schönheit sind als westlich hochglanzpolierte Oberflächenfassaden. Hinzu kommt ein anderes Phänomen. Wir verbrauchen meist unendlich viel Energie dafür, unsere Schatten vor uns und der Welt zu verbergen. Das ist zum einen Energieverschwendung, und zum anderen macht gerade das Sich-nicht-Eingestehen des eigenen Schattens uns angreifbar. Wenn ich zu meinem Schatten stehe, brauche ich keine Angst mehr vor Entlarvung zu haben. Wenn ich mir jedoch im Geheimen etwas vorwerfe und alle Energien darauf verwende, nach außen hin eine weiße Weste zu haben, bin ich angreifbar für andere.

Ich gebe dem Vorwurf der anderen von vornherein schon recht. Stehe ich zu mir mit meinen Schwächen und Einschränkungen, immunisiere ich mich gegen Angriffe.

Also nur Mut zur Selbstakzeptanz trotz vermuteter Hässlichkeit. Selbstliebe und -akzeptanz machen uns übrigens auch unabhängiger davon, von anderen geliebt und akzeptiert werden zu *müssen*.

Man kann beobachten, dass Menschen, die viel mit den Selbstakzeptanz-übungen arbeiten, sich nach geraumer Zeit besser annehmen, lieben und akzeptieren können, auch ohne explizit die Selbstakzeptanzübung aus-zusprechen. Es lohnt sich hier also, etwas Zeit zu investieren. Sie ver-ändern quasi Ihre Grundhaltung sich selbst gegenüber. Auch kann man die Beobachtung machen, dass nach häufiger Anwendung des emotio-nalen Entrümpelns negative Gefühle nicht mehr so eine anhaftende Wir-kung in uns zu haben scheinen. Es lohnt sich also, viel zu klopfen, da Sie damit die *Klebrigkeit* negativer Gefühle verringern und damit die Wahr-scheinlichkeit deutlich erhöhen, dass Sie nachts zur Ruhe kommen.

Schritt 5

Aktives Entrümpeln: An die negativen Dinge, negativen Gefühle *denken, sie sich intensiv vorstellen oder aussprechen* (z. B.: *meine Schwie-rigkeit einzuschlafen* ...) und währenddessen die 15 Punkte klopfen.

Mit dem **aktiven Entrümpeln** werden also die negativen Emotionen (rech-tes Brillenglas der bifokalen Brille) entrümpelt. Beim aktiven Entrüm-peln müssen Sie an das zu entrümpelnde Thema denken und nacheinander die 16 Punkte beklopfen. Es werden verschiedene Punkte im Sinne einer Gießkannentechnik beklopft, da wir nicht genau wissen, welcher Punkt bei Ihnen in diesem speziellen Fall am besten wirkt. Wir klopfen mit den Fingerkuppen bzw. Fingerenden des Zeige- und Mittelfingers der rechten oder linken Hand auf die jeweiligen Akupunkturpunkte. Je Punkt kann man zwischen fünf- bis 25-mal klopfen (ca. zwei Schläge pro Sekunde). Es ist gut, während des Klopfens darauf zu achten, an welchem Punkt ggf. eine besonders starke positive Reaktion oder Entspannung auftritt. An diesem intuitiv gefundenen Punkt könnten Sie jetzt bis zu mehreren Minuten klopfen, da dieser mit hoher Wahrscheinlichkeit für Ihr aktuel-les Thema besonders lösend und entlastend wirkt. Bei diesem Vorgehen handelt es sich um das *intuitive Klopfen*. Sie schulen sich dabei zugleich, immer besser in sich hineinspüren zu können, was Sie für die Nutzung Ihrer somatischen Marker, Ihres Bauchgefühls und Ihrer Intuition, gut gebrauchen können.

Anstatt nur an das Thema zu denken, könnte es auch sinnvoll sein, das Thema an jedem Punkt neu zu *benennen*, also *auszusprechen*, z. B. *meine Angst, mich bei meinem Chef zu blamieren*. Hierbei ist es sehr sinnvoll, das Problem möglichst konkret zu benennen. Es ist jedoch sinnvoll, das Thema umzubenennen, wenn es sich innerlich verändert hat.

Sie können entweder nur auf ein Gefühl, z. B. Angst, fokussieren oder, wenn mehrere Gefühle zu dem Thema gehören, gleichzeitig an mehrere Gefühle denken, z. B. zusätzlich an Hilflosigkeit, Hoffnungslosigkeit, Scham etc. Sollte sich ein Gefühl nicht mit auflösen, sollten Sie den Klopfdurchgang ausschließlich mit diesem Gefühl wiederholen.

Sinn und Zweck des Aussprechens ist es, im Kontakt mit dem Problem zu bleiben, es sozusagen *am Köcheln* zu halten. Wenn Sie zu den Menschen gehören, die einen besseren Kontakt zu einem Problem bekommen, wenn sie nur daran denken, dann sollten Sie, ohne zu sprechen, daran denken, während Sie sich beklopfen. Wenn Sie mehr Kontakt zum Problem bekommen, wenn Sie es laut aussprechen, dann sollten Sie das Problem benennen, während Sie sich beklopfen. Sie können auch experimentieren, was Ihnen besser gefällt, und dann das praktizieren. Vielleicht beobachten Sie auch unterschiedliche Vorlieben, z. B. kann es bei Angst für Sie besser sein, nur daran zu denken, und bei Wut, das Problem lieber laut auszusprechen. Bei der Anwendung in der Nacht empfiehlt es sich oft, nur an das Problem zu denken. Wenn Sie tagsüber das Klopfen ein paar Mal angewendet haben, kann es nachts sogar reichen, sich das Klopfen nur vorzustellen, also zu imaginieren. Nach jedem aktiven Entrümpeln können Sie sich fragen, wo auf der Stressskala zwischen 0 und 10 der Stress nun liegt.

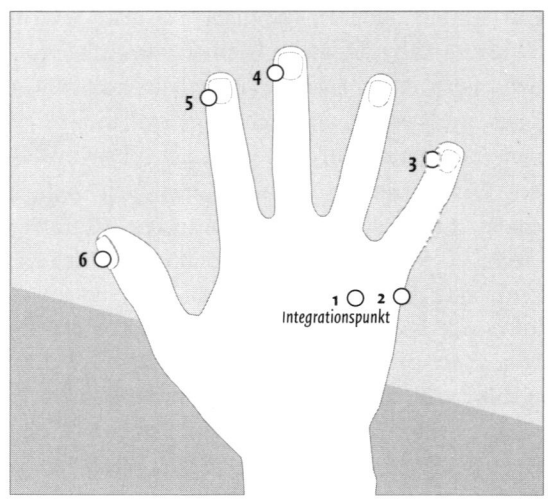

Integrationspunkt

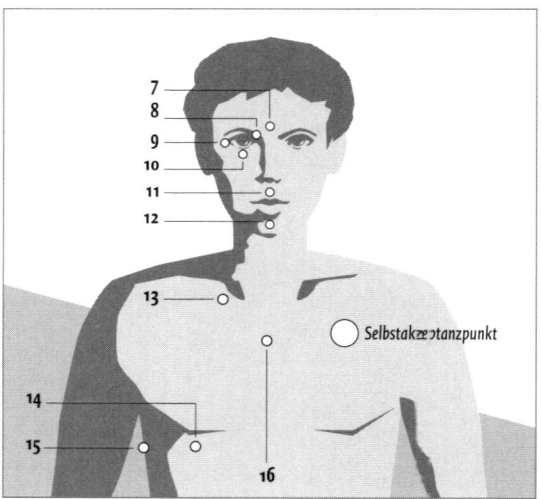

Selbstakzeptanzpunkt

Die 16 Klopfpunkte des aktiven Entrümpelns mit der Klopfabfolge

Hier liegen die Klopfpunkte (die Seite ist egal):

1. Auf dem Handrücken zwischen dem Kleinfinger- und dem Ringfingerstrahl.
2. An der Handkante und zwar dort, wo sich eine Falte bildet, wenn man eine Faust schließt. In Höhe des Kleinfingerknöchels.
3. Am Nagelfalz des Kleinfingers.
4. Am Nagelfalz des Mittelfingers.
5. Am Nagelfalz des Zeigefingers.
6. Am Nagelfalz des Daumes.
7. Zwischen den Augenbrauen (sog. Drittes Auge).
8. Auf der Augenbraue am Innenwinkel.
9. Am Auge seitlich.
10. Unter dem Auge, auf dem Jochbogen.
11. Unter der Nase.
12. Zwischen der Unterlippe und dem Kinn.
13. Ca. zwei Querfinger unterhalb des Schlüsselbeins, im Zwischenrippenbereich.
14. Zwischen der Brust und dem Rippenbogen.
15. Unter dem Arm, ca. eine Handbreite unter der Achsel (kann man auch mit der flachen Hand beklopfen).
16. Im oberen Drittel des Brustbeins.

Die Meridian- und Akupunkturpunkte

Bei den 16 Punkten handelt es sich um Akupunkturpunkte, die auf Meridianen liegen. Nach der Traditionellen Chinesischen Medizin sind das Energiebahnen, in denen die Lebensenergie fließt. Für die Anwendung des Entrümpelungsprozesses ist es nicht nötig, zu wissen, um welche Akupunkturpunkte und welche Meridiane es sich dabei genau handelt. Ganz im Gegenteil. Das Meridiansystem der Traditionell Chinesischen Medizin (TCM) ist ein hochkomplexes und somit für den Ungeübten sehr verwirrendes System. Wir erlauben uns hier beim Klopfen eine radikale Komplexitätsreduktion und müssen nur wissen, wo die Punkte sind, die wir be-klopfen. Ansonsten würde die Verwirrung über die Komplexität des Systems sich in das von uns zu entrümpelnde Thema hinein-schieben. Das könnte den Entrümpelungsprozess stören. Wenn Sie genau wissen wollen, um welche Punkte es sich handelt, soll-ten Sie in der weiterführenden Literatur nachschlagen.[4]

Beim Beklopfen der Punkte achten Sie bitte sehr genau darauf, an welchen Punkten es sich besonders gut anfühlt oder an welchen Sie das Gefühl haben, dass sich sehr viel Material, also Gedanken und Gefühle, aktivieren lassen. An den Punkten, die eines dieser beiden Kriterien erfüllen, sollten Sie dann längere Zeit klopfen (mehrere Minuten oder bis nichts mehr passiert oder bis es Ihnen langweilig wird). Ansonsten reicht es, pro Punkt fünf- bis 20-mal zu klopfen und dann zum nächsten Punkt zu wechseln.

Es reicht übrigens aus, die Punkte in einem Umkreis von ca. fünf Zentimetern zu treffen.

Auf welcher Körperseite wir klopfen, ist gleich. Sie können experi-mentieren, probieren und erspüren, ob sich die eine oder andere Seite für Sie besser anfühlt oder ob dort mehr passiert. Auch die Reihenfolge scheint erfahrungsgemäß keine bedeutende Rolle zu spielen, wenngleich viele Klopfbuchautoren und Klopfanbieter meinen, man müsse eine bestimmte Reihenfolge einhalten. Man kann mit den unterschiedlichsten Abfolgen gute Erfahrungen ma-chen. Es empfiehlt sich jedoch, sich eine Reihenfolge anzueignen, damit man diese parat hat, wenn es drauf ankommt und man sie braucht. Im Grunde haben immer Sie mit Ihrer Wahrnehmung recht. Wenn Ihnen bestimmte Punkte und eine bestimmte Reihenfolge guttun, dann haben Sie recht, und Sie sollten auch genau diese Punkte in dieser Reihenfolge klopfen. Wenn Sie sich mehrfach be-klopft haben, Ihr Körper und Ihr Gehirn das Klopfen also kennen, kann es, wie gesagt, sogar ausreichen, einfach nur an die Punkte zu denken, während Sie gleichzeitig an die zu entrümpelnden un-angenehmen Themen denken.

Nach dem aktiven Entrümpeln der negativen Emotionen, also dem Klopfen der 16 Punkte, sollte man Pausen in Form der Zwischenentspannungen einlegen. Pausen, in denen Sie sich entspannen und in denen andere Hirnareale bzgl. des aktuellen Themas aktiviert werden können. Hierfür bietet sich eben die Zwischenentspannung besonders gut an. Sollte sich Ihr Gerümpel nach einem Klopfdurchgang in nichts aufgelöst haben, können Sie auch gleich eine Abschlussentspannung anschließen.

Schritt 6

Zwischenentspannung (sozusagen eine Verschnaufpause, auch zur Aktivierung unterschiedlichster neuronaler Areale). Der Integrationspunkt auf dem Handrücken wird dabei fortlaufend beklopft, während wir Augenbewegungen machen, Summen, Zählen und wieder Summen.

Bei der Zwischenentspannung sollten Sie die ganze Zeit über den Integrationspunkt auf dem Handrücken beklopfen, dann:

➤ die Augen schließen,
➤ die Augen öffnen,
➤ nach unten rechts schauen,
➤ nach unten links schauen,
➤ die Augen 360 Grad rechts herum kreisen,
➤ die Augen 360 Grad links herum kreisen,
➤ ein paar Töne oder eine Melodie summen,
➤ von sieben rückwärts zählen oder eine Rechenaufgabe rechnen
➤ und wieder summen.

Der Integrationspunkt hilft, das bislang Erreichte gut zu integrieren.

Nach der Zwischenentspannung können Sie sich wieder fragen, wo der Stress auf Ihrer subjektiven Stressskala zwischen 0 und 10 liegt. Wenn er größer als 3 ist, können Sie wieder alle 16 Punkte beklopften (**aktives Entrümpeln** wiederholen, wie in Punkt 5), während Sie an das konkrete Problem *denken* bzw. es *aussprechen*.

Zwischenentspannung

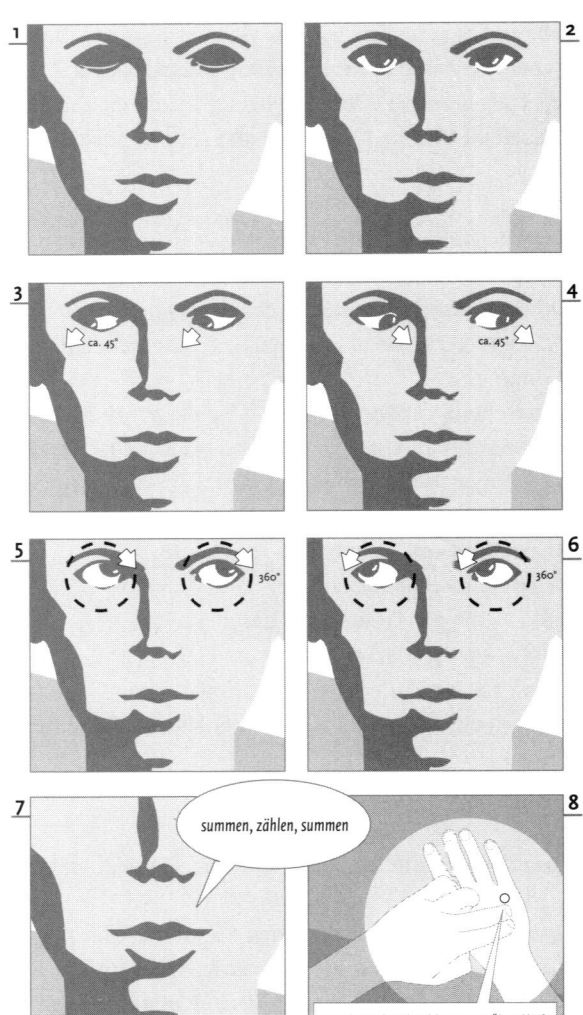

Schritt 7

Aktives Entrümpeln wiederholen (wie oben Punkt 5): An die negativen Dinge *denken*, sie sich *intensiv vorstellen* oder *aussprechen* (z. B.: *mein Ärger über meinen Chef* ...) und zeitgleich die 16 Punkte klopfen. Sollte der Stress oder das Unbehagen nun auf der Skala noch oberhalb von 3 liegen, so können Sie das **aktive Entrümpeln** folgendermaßen fortsetzen, um den Rest an Stress bzw. Unbehagen zu reduzieren, bis auf der Skala der Wert 3 erreicht ist:

➤ Zwischenentspannung
    (Punkt 6 der Entrümpelungsanleitung)
➤ 16 Punkte klopfen
    (Punkt 5 bzw. 7 der Entrümpelungsanleitung)
➤ Zwischenentspannung
    (Punkt 6 der Entrümpelungsanleitung)
➤ 16 Punkte klopfen
    (Punkt 5 bzw. 7 der Entrümpelungsanleitung)
➤ und so weiter, bis der Stress oder das Unbehagen kleiner gleich 3 ist.

Danach können Sie dann die **Abschlussentspannung** anwenden.

Schritt 8

Abschlussentspannung: Wenn Ihr Stressfaktor also kleiner gleich 3 ist, können Sie den Integrationspunkt auf dem Handrücken fortlaufend beklopfen und gleichzeitig die Augen vom Boden langsam bis zur Decke gleiten lassen, fünf bis zehn Sekunden lang nach ganz oben schauen, z. B. die eigene Augenbraue anschauen, die Augen schließen, genussvoll und laut ausatmen und dann mit dem Klopfen aufhören.

Bei der Abschlussentspannung klopfen Sie wie bei der Zwischenentspannung die ganze Zeit über den Handrückenpunkt und machen dabei Folgendes:

1. die Augen schließen,
2. die Augen wieder öffnen,
3. mit den Augen in ca. fünf Sekunden vom Boden bis zur Decke schauen,
4. die eigenen Augenbrauen fixieren und so ca. fünf bis zehn Sekunden nach oben schauen,
5. dann die Augen wieder schließen (weiter den Integrationspunkt auf dem Handrücken klopfen),
6. tief Luft holen
7. und *genussvoll* und laut ausatmen.

Nach dem Ausatmen, also ganz zum Schluss, bitte erst mit dem Klopfen des Integrationspunkts auf dem Handrücken aufhören.

Abschlussentspannung

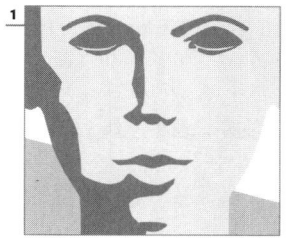

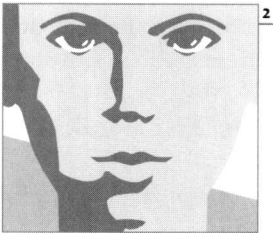

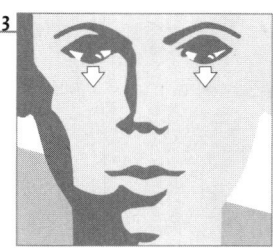

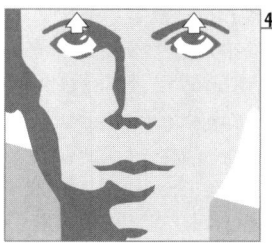

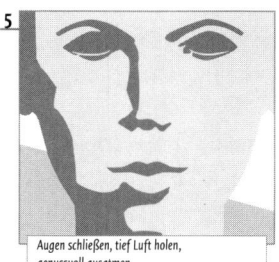

Augen schließen, tief Luft holen,
genussvoll ausatmen

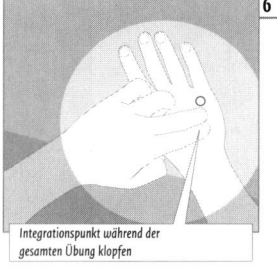

Integrationspunkt während der
gesamten Übung klopfen

Die Kurzform

Bitte vorher die zu dem jeweiligen Gerümpel gehörigen negativen Gefühle und die einschränkenden Glaubenssätze, Selbstvorwürfe, Befürchtungen aufschreiben (bifokale Brille). Hierzu können Sie auch Tabelle 2 (S. 135) und Tabelle 4 (S. 138) nutzen.

1. **Sich auf das Gerümpel fokussieren, das Sie entrümpeln wollen.**
2. **Wie unangenehm fühlt es sich auf einer Skala zwischen 0 und 10 jetzt an?** ggf. auf Blatt notieren. Im weiteren Verlauf können Sie sich nach jedem Entrümpelungspunkt immer wieder fragen, wie hoch der subjektive Stress noch ist. Diese Stellen sind mit einem * gekennzeichnet.
3. **Überkreuz- und Fingerberührübung. ***
4. **Selbstakzeptanzübung:** *Auch wenn ich . . ., liebe und akzeptiere ich mich so, wie ich bin.* *
5. **Aktives Entrümpeln:** An die negativen Dinge *denken, sie sich intensiv vorstellen oder aussprechen (z. B.: mein Ärger über meinen Chef...)* und zeitgleich die 16 Punkte klopfen. *
6. **Zwischenentspannung:** Der Integrationspunkt auf dem Handrücken wird dabei fortlaufend beklopft, während wir Augenbewegungen machen, summen, zählen und wieder summen. *
7. **Aktives Entrümpeln:** An die negativen Dinge *denken, sie sich intensiv vorstellen oder aussprechen (z. B.: mein Ärger über meinen Chef ...)* und zeitgleich die 16 Punkte klopfen. *
   Wenn der Stress auf der Skala noch größer als 3 ist, **abwechselnd das aktive Entrümpeln im Wechsel mit der Zwischenentspannung** (ggf. mehrfach) wiederholen, wenn der Stress kleiner/gleich 3 ist, dann kommt die
8. **Abschlussentspannung:** Wenn Ihr Energieraubfaktor also kleiner gleich 3 ist, können Sie die Abschlussentspannung machen.

Lebensbelastungen erkennen

Wie im ersten Teil dargestellt, entsteht die Schlafstörung oft im Zusammenhang mit einer belastenden Lebenssituation. Prüfen Sie, ob dies auf Sie zutrifft. Für Sie ist es dabei wichtig, zu unterscheiden, ob Sie aktuell in einer lebensbelastenden Situation stecken und Sie darin aktuell eine Schlafstörung entwickelt haben oder diese schon eine ganze Weile besteht. Je nachdem ist das Vorgehen etwas unterschiedlich. In jedem Fall können Sie jetzt die beschriebenen Übungen auf Ihre spezielle Schlafstörungsproblematik anwenden.

Aktuelle Lebensbelastung

Wenn Sie gerade eine starke Belastung haben und sich die Schlafstörung erst relativ frisch etabliert hat, sollten Sie prüfen, ob das nächtliche Wachliegen die Funktion hat, Ihnen eine «heimliche Auszeit» oder eine «quality time» zu geben. Schaffen Sie es tagsüber, sich Zeit für sich zu nehmen und Schweres an sich herankommen zu lassen und dies zu verarbeiten? Oder ist in Ihrem Alltag kein Raum dafür? Wenn Sie keine Zeit für sich haben, dann versuchen Sie, das Wachliegen als einen wichtigen Versuch Ihrer Psyche zu sehen, dass Sie Zeit für sich bekommen. Ärgern Sie sich nicht, sondern freuen Sie sich, dass Ihre Psyche sehr fürsorglich mit Ihnen umgeht und einen kreativen Weg sucht, Zeit zur Verfügung zu stellen, ohne andere zu belasten.

Auf Dauer geht das natürlich nicht gut, denn wir brauchen ausreichend Schlaf so notwendig wie Essen und Trinken. Aber die Sichtweise, warum wir wach liegen, ist mit entscheidend, ob wir wieder einschlafen können oder nicht. Deshalb versuchen Sie, mit dem Schema der nächtlichen Selbstanwendung zu arbeiten und sich selbst anzunehmen, zu beruhigen und schließlich zu schlafen. Und nutzen Sie tagsüber die Übungen der Entrümpelungsanleitung, um Ihre Gefühle und Verhaltensweisen in dieser schweren Zeit zu bearbeiten und zu beruhigen. Nehmen Sie sich Zeit für sich am Tag, auch wenn es schwerfällt. In dieser Auszeit sollten Sie klopfen, Sport machen, gar nichts tun und damit den Gedanken und Gefühlen freien Lauf lassen oder auch Dinge tun, die Sie aufbauen und

Ihnen guttun. Zur Analyse Ihrer belastenden Situation können Sie folgende Tabelle verwenden. Beispielhaft ist in der Tabelle 1 die Problematik unseres Meisters, der um Anerkennung ringt, eingetragen. Tabelle 2 können Sie kopieren oder direkt Ihre eigene Situation eintragen.

Tabelle 1: Beispiel für die Analyse des gestörten Schlafes bei akuter Belastung

	Fragen zur belastenden Situation und zu der Reaktion darauf	Mögliche Antwort
1.	Bitte benennen Sie die Gefühle in der belastenden Situation.	Mein massiver Ärger über meinen Chef.
2.	Wie lange besteht die Situation schon?	Seit sechs Monaten.
3.	Seit wann haben Sie einen gestörten Schlaf?	Seit ungefähr dieser Zeit.
4.	Was beschäftigt Sie, wenn Sie nicht schlafen können?	Ich denke nachts dauernd an meinen Chef, sehe ihn vor mir und ärgere mich.
5.	Was machen Sie am Tag mit diesem Thema?	Ich verdränge es und werde immer ärgerlicher, wenn ich zu Hause bei der Familie bin.
6.	Wie viel Zeit nehmen Sie sich zur Lösung dieses Problems?	Ich beschwere mich viel bei anderen, aber eine Lösung bringt das bisher nicht. Wirklich Zeit nehme ich mir nicht.
7.	Nehmen Sie sich Zeit für sich, um zur Ruhe zu kommen?	Dafür habe ich keine Zeit. Ich muss doch dafür sorgen, dass ich meine Arbeit behalte, und zur Ruhe komme ich schon lange nicht mehr!

Tabelle 2: Eigenes zu entrümpelndes Thema eintragen

	Fragen zur belastenden Situation und zu der Reaktion darauf	Eigene Antwort
1.	Bitte benennen Sie die Gefühle in der belastenden Situation.	
2.	Wie lange besteht die Situation schon?	
3.	Seit wann haben Sie einen gestörten Schlaf?	
4.	Was beschäftigt Sie, wenn Sie nicht schlafen können?	
5.	Was machen Sie am Tag mit diesem Thema?	
6.	Wie viel Zeit nehmen Sie sich zur Lösung dieses Problems?	
7.	Nehmen Sie sich Zeit für sich, um zur Ruhe zu kommen?	

Die Selbstakzeptanzübung macht es nun möglich, diese Belastungen anzunehmen.

Unser Meister würde also formulieren: Auch wenn ich *massiven Ärger mit meinem Chef habe*, liebe und akzeptiere ich mich so, wie ich bin. Danach würde er auch die anderen sechs Antworten aus Tabelle 1 mit der Selbstakzeptanzübung bearbeiten.

Sie können sich nacheinander jeden Punkt einzeln vornehmen, den Selbstakzeptanzpunkt reiben und sich sagen:

Auch wenn ich (Eintrag aus Ihrer Tabelle 2) …, liebe und akzeptiere ich mich so, wie ich bin.

Anschließend können Sie nun das Gefühl, welches Sie hauptsächlich belastet, mit dem Klopfen entrümpeln.

Vergangene Lebensbelastungen:
chronische Schlafstörung

Nehmen Sie sich etwas Zeit und gehen Sie innerlich zurück zu dem Punkt, an dem die Schlafstörung begonnen hat. Schreiben Sie auf, seit wann Sie nicht mehr gut schlafen können. Was hat sich zu dieser Zeit in Ihrem Leben zugetragen? Hat Sie damals etwas belastet? Was war es? Versuchen Sie nicht, etwas gleich zu bewerten oder herunterzuspielen, nach dem Motto: «Das war doch nicht so schlimm.» Oder: «Alle müssen doch mal schwierige Zeiten durchstehen.» Nutzen Sie jetzt die Gelegenheit, zu verstehen, in welchem Zusammenhang Ihre ganz individuelle Entwicklungsgeschichte mit Ihrer Schlafstörung steht.

Wenn Sie nun etwas gefunden haben, was Sie damals belastet hat, spüren Sie, ob es heute noch nachwirkt. Zeigen sich Gedanken, Gefühle und Verhaltensweisen aus dieser Zeit heute noch in Ihrem Leben? Dann sollten Sie die Techniken der Entrümpelungsanleitung nutzen und diese Lebensbelastung nachbehandeln. Zur Analyse Ihres belastenden Gerümpels kann Ihnen Tabelle 4 (S. 138) dienen. Haben Sie es auf diese Art ausfindig gemacht, gehen Sie damit weiter zu den Tabellen der Analyse von Gefühlen und Gedanken in Tabelle 6 (S. 142) und bearbeiten Sie Ihre Gefühle wie dort angesprochen. Es lohnt sich, sofort zu starten, denn ein ruhiger Schlaf gibt Lebensenergie zurück, und Belastungen müssen nicht dauerhaft auf der Seele lasten.

In der Tabelle 3 dient uns folgendes Beispiel:

Ich verstehe mich selbst nicht

Eine Frau, Anfang 50, hatte erfolgreich vor sechs Jahren eine Brustkrebs-Operation überstanden. Damals hatte sie aus Ängsten vor Rezidiven eine Schlafstörung entwickelt. Sie war immer wieder mit starken Ängsten nachts wach geworden. Mit der Zeit hatten sich diese akuten Ängste etwas beruhigt. Inzwischen hat sie nur noch eine Unsicherheit bzgl. ihrer Gesundheit. Die Schlafstörung besteht aber fort, indem sie nachts einfach hellwach daliegt. Sie versteht sich selbst damit nicht.

Tabelle 3: Beispiel für die Analyse einer chronischen Schlafstörung

	Fragen zur chronischen Schlafstörung	Mögliche Antwort
1.	Seit wann haben Sie einen gestörten Schlaf?	Seit sechs Jahren.
2.	Was beschäftigt Sie, wenn Sie nicht schlafen können?	Nichts. Ich liege einfach hell wach da und kann nicht schlafen.
3.	In welcher Lebenssituation haben Sie sich damals befunden? Gab es eine Belastung?	Ja, da hatte ich gerade die Diagnose meines Brustkrebses bekommen, wurde operiert, und es ging mir gar nicht gut.
4.	Was haben Sie damals gedacht und gefühlt? Wie haben Sie sich verhalten?	Ich hatte große Angst, dass doch nicht alles gut ist. Ich dachte, vielleicht haben die Ärzte etwas übersehen. Ich zog mich von anderen zurück.
5.	Gibt es heute noch Gedanken, Gefühle oder Verhaltensweisen aus dieser Zeit?	Manchmal spüre ich noch so eine Unruhe, wie damals, die nicht zu fassen ist.

Die Frau aus der Fallgeschichte würde also formulieren: Auch wenn ich *seit sechs Jahren einen gestörten Schlaf habe*, liebe und akzeptiere ich mich so, wie ich bin. Sie würde auch die anderen vier Antworten aus Tabelle 3 so abarbeiten.

Tabelle 4: Analyse der eigenen chronischen Schlafstörung

	Fragen zur chronischen Schlaf-störung	Eigene Antwort
1.	Seit wann haben Sie einen ge-störten Schlaf?	
2.	Was beschäftigt Sie, wenn Sie nicht schlafen können?	
3.	In welcher Lebenssituation haben Sie sich damals befunden? Gab es eine Belastung?	
4.	Was haben Sie damals gedacht und gefühlt? Wie haben Sie sich verhalten?	
5.	Gibt es heute noch Gedanken, Gefühle oder Verhaltensweisen aus dieser Zeit?	

Sie können nun wiederum Ihre damalige Lebenssituation mittels **Selbstakzeptanz** Punkt für Punkt aus der Tabelle 4 selbst behandeln:

Auch wenn ich (Antwort in Ihrer Tabelle 4) ..., liebe und akzeptiere ich mich so, wie ich bin.

Sollten noch Gefühle von früher in Ihnen auftauchen, wenn Sie sich mit der Zeit beschäftigen, dann nutzen Sie das Klopfen, um sich von Belastungen aus dieser Zeit zu verabschieden und damit Ihren Schlaf zu entlasten. In dem Beispiel müssten die Angst, dass etwas übersehen wurde, und die innere Unruhe mit der Selbstakzeptanz und dem Klopfen nachbehandelt werden.

Entrümpeln von Gedanken und Gefühlen – so geht's

Der erste Schritt liegt darin, das Gerümpel, das, wenn man nicht genau hinschaut, häufig gar nicht so leicht zu erkennen ist, ausfindig zu machen. Zum Verständnis hierfür sind die Kapitel weiter vorn, «Das schlafstörende Gerümpel» (S. 42) und «Wie sich schlafstörendes Gerümpel ansammelt» (S. 70), gedacht. Sie haben vielleicht auch schon mit den Tabellen 2 oder 4 Ihr ganz persönliches schlafraubendes Thema gefunden. Wenn Sie gern mit Tabellen arbeiten, können Ihnen diese auch bei dem nun anstehenden wichtigen Entrümpelungsschritt behilflich sein.

Sie können Themen immer dann entrümpeln, wenn diese sich ungefragt zeigen und in den Vordergrund drängen. Beobachten Sie nachts, was Ihnen den Schlaf raubt, und arbeiten Sie tagsüber mit diesen Themen.

Die folgenden Tabellen, Kästen und Arbeitsblätter sollen Sie bei Ihrem Entrümpelungsprozess unterstützen.

> Die Tabellen, Kästen und Arbeitsblätter können Sie sich kopieren, damit Sie mit diesen Vorlagen mehrere Themen nacheinander entrümpeln können. Man sagt, dass wir 50–500 **Entrümpelungsthemen** im Lauf der Jahre angesammelt haben und auch so viele entrümpeln sollten, wenn wir wollen, dass es uns anhaltend gutgeht. Natürlich profitieren Sie ab dem ersten Thema, das Sie entrümpeln. Ein guter Schlaf wird mit jedem entrümpelten Thema aller Wahrscheinlichkeit nach leichter zu erreichen sein.

Nun erfolgt eine Analyse der Themen, die sich rund um das Gerümpel ansammeln. Sie können am Beispiel des Meisters (Tabelle 5) nachvollziehen, wie sie zu nutzen ist, und in Tabelle 6 eigene Themen bearbeiten. Hier können Sie die bereits gefundenen Themen Ihrer Schlafstörung (Tabellen 2 und 4) auch näher erkunden.

Tabelle 5: Am Beispiel des Meisters die Analyse von Gerümpel und der dazugehörigen Aspekte

	Fragen, die das Thema bzw. die verschiedenen Aspekte eines Themas klarer werden lassen	Beispielsatz
1.	Bitte benennen Sie das energieraubende Gerümpelpaket.	Mein Ärger über meinen Chef.
2.	Was ist das Schlimmste/Unangenehmste daran?	Ich fühle mich nicht geschätzt und habe Angst um meinen Arbeitsplatz.
3.	Was entsteht vor Ihrem inneren Auge, wenn Sie an das energieraubende Gerümpel denken?	Das Gesicht meines Chefs.
4.	Wie denken Sie über sich, dass Sie dieses energieraubende Gerümpel (immer noch) haben?	Ich bin ein Penner und krieg es nicht hin.
5.	Was glauben Sie, dass andere, Ihnen wichtige Leute über Sie denken, dass Sie dieses energieraubende Gerümpel haben?	Der ist nicht in der Lage, seinen Job richtig zu machen.
6.	Was beschäftigt Sie, wenn Sie nicht schlafen können?	Ich denke nachts dauernd an meinen Chef, sehe ihn vor mir und ärgere mich.
7.	Was machen Sie am Tag mit diesem Thema?	Ich verdränge es und werde immer ärgerlicher, wenn ich zu Hause bei der Familie bin.
8.	Was glauben Sie hinsichtlich der Veränderbarkeit dieses konkreten energieraubenden Gerümpels?	Das dauert noch Jahre, wenn es überhaupt weggeht.

	Fragen, die das Thema bzw. die verschiedenen Aspekte eines Themas klarer werden lassen	Beispielsatz
9.	Glauben Sie, dass Sie es wert sind/dass Sie es verdient haben, dieses energieraubende Gerümpel zu entrümpeln?	Nein.
10.	Machen Sie sich möglicherweise einen Vorwurf bzgl. dieses energieraubenden Gerümpels? Wenn ja, welchen?	Ja. Ich bin zu blöd.
11.	Wenn Sie das alles auf sich wirken lassen, welche unangenehmen/belastenden Gefühle kommen auf?	z. B.: Angst, Scham, Peinlichkeit, Ärger auf mich selbst.
12.	Wo im Körper spüren Sie etwas Unangenehmes?	Im Bauch.
13.	Auf einer Energieräuberskala zwischen 0 und 10, wie hoch ist Ihr Energieraubfaktor bzgl. dieses konkreten emotionalen Gerümpels, wie unangenehm fühlt sich das jetzt an? 0 bedeutet egal, und 10 bedeutet maximal unangenehm.	

Tabelle 6: Eigene Gerümpel-Themen und Gerümpel-Aspekte eintragen

	Fragen, die das Thema bzw. die verschiedenen Aspekte eines Themas klarer werden lassen	Eigene Antwort
1.	Bitte benennen Sie das energieraubende Gerümpelpaket.	...
2.	Was ist das Schlimmste/Unangenehmste daran?	...
3.	Was entsteht vor Ihrem inneren Auge, wenn Sie an das energieraubende Gerümpel denken?	...
4.	Wie denken Sie über sich, dass Sie dieses energieraubende Gerümpel (immer noch) haben?	...
5.	Was glauben Sie, dass andere, Ihnen wichtige Leute über Sie denken, dass Sie dieses energieraubende Gerümpel haben?	...
6.	Was beschäftigt Sie, wenn Sie nicht schlafen können?	...
7.	Was machen Sie am Tag mit diesem Thema?	...
8.	Was glauben Sie hinsichtlich der Veränderbarkeit dieses konkreten energieraubenden Gerümpels?	...
9.	Glauben Sie, dass Sie es wert sind/dass Sie es verdient haben, dieses energieraubende Gerümpel zu entrümpeln?	...

	Fragen, die das Thema bzw. die verschiedenen Aspekte eines Themas klarer werden lassen	Eigene Antwort
10.	Machen Sie sich möglicherweise einen Vorwurf bzgl. dieses energieraubenden Gerümpels? Wenn ja, welchen?	...
11.	Wenn Sie das alles auf sich wirken lassen, welche unangenehmen/belastenden Gefühle kommen auf?	...
12.	Wo im Körper spüren Sie etwas Unangenehmes?	...
13.	Auf einer Energieräuberskala zwischen 0 und 10, wie hoch ist Ihr Energieraubfaktor bzgl. dieses konkreten emotionalen Gerümpels, wie unangenehm fühlt sich das jetzt an? 0 bedeutet egal, und 10 bedeutet maximal unangenehm.	...

Bezogen auf das obige Beispiel, können Sie nun die Themen und Aspekte aus der obigen Tabelle in die rechte Spalte der folgenden Tabelle eintragen und dann die **Selbstakzeptanzübung** je zweimal laut aussprechen und dabei den Selbstakzeptanzpunkt reiben (wie schon auf Seite 117).

Selbstakzeptanzübung

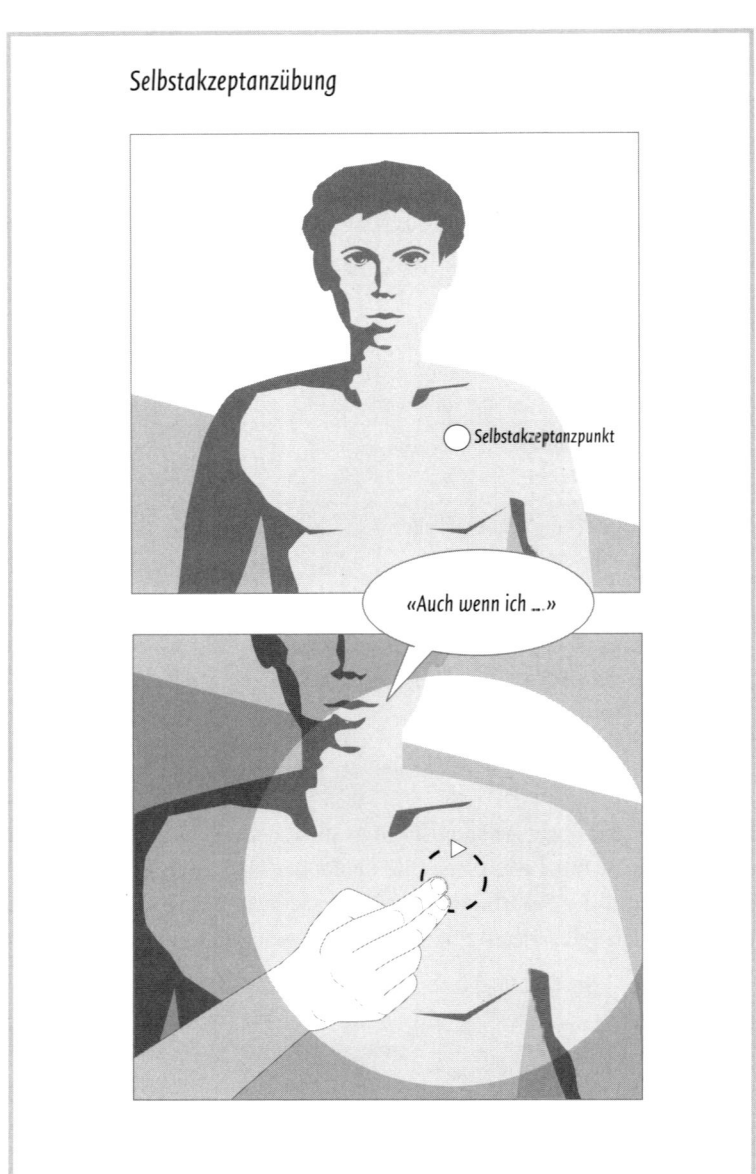

Tabelle 7: Beispiele für Selbstakzeptanzübung aus dem Fallbeispiel der Tabelle 5 (linke Spalte) und Möglichkeit, die eigenen Selbstakzeptanzsätze bezüglich Tabelle 6 zu formulieren (rechte Spalte)

	Beispielsatz für Selbstakzeptanzübung Auch wenn ich ...	Eigener Satz für Selbstakzeptanzübung. Formulierung aus der obigen Tabelle 6: Auch wenn ich ...
1.	... mich über meinen Chef ärgere ...	
2.	... mich nicht geschätzt fühle und Angst um meinen Arbeitsplatz habe ...	
3.	... das Gesicht meines Chefs sehe ...	
4.	... glaube, ein Penner zu sein, und es nicht hinkriege ...	
5.	... glaube, dass andere denken, dass ich nicht in der Lage bin, meinen Job richtig zu machen ...	
6.	... ich nachts dauernd das Gesicht meines Chefs sehe und mich ärgere ...	
7.	... ich es verdränge und dann Ärger mit meiner ganzen Familie bekomme anstatt mit meinem Chef ...	
8.	... glaube, dass das bestimmt Jahre dauert, bis sich an meinem Problem etwas ändert, wenn es überhaupt weggehen sollte ...	

	Beispielsatz für Selbstakzeptanzübung Auch wenn ich ...	Eigener Satz für Selbstakzeptanzübung. Formulierung aus der obigen Tabelle 6: Auch wenn ich ...
9.	... glaube, dass ich es nicht verdient habe, mein Problem mit dem Chef zu lösen ...	
10.	... mir vorwerfe, dieses Problem mit meinem Chef zu haben ...	
11.	... Angst, Scham, Peinlichkeit und Ärger auf mich selbst spüre, wenn ich an meinen Ärger über meinen Chef denke ...	
12.	... all diese negativen Gefühle im Bauch spüre ...	

... liebe und akzeptiere ich mich so, wie ich bin!

Negative Gefühle, die Ihnen beim Denken an das Gerümpel hochkommen, können Sie nun wiederum mit dem Entrümpelungsprozess anhand der **Entrümpelungsanleitung** verabschieden.

Sollte es Ihnen nicht so leichtgefallen sein, zu benennen, wie sich Ihr eigenes Gerümpel ansammelt, dient Ihnen Tabelle 9 dazu, Ihren eigenen Mustern auf die Spur zu kommen. Tabelle 8 zeigt beispielhafte Antworten unseres Meisters. Da uns diese Muster nicht so offensichtlich zugänglich sind, achten Sie auf Ihren Körper, wenn Sie sich die folgenden Fragen stellen. Antwortet er mit unruhigen Reaktionen, dann können Sie sicher sein, auf dem richtigen Weg zu sein. Nach der Identifizierung dieser Muster können Sie diese dann wiederum mit der Selbstakzeptanzübung annehmen und entrümpeln.

Tabelle 8: Am Beispiel des Meisters die Analyse, wie sich Gerümpel tagsüber ansammelt

	Fragen, die klarer werden lassen, wie Sie Gerümpel ansammeln	Beispielantwort
Unangenehmes Gefühl:	Welches Gefühl hält Sie vom Schlaf ab? **Neigen Sie am Tag dazu ...**	Mein Ärger über meinen Chef.
1.	... das Gefühl nicht wahrzunehmen?	Ich versuche es wegzuschieben.
2.	... das Gefühl auf andere abzuschieben?	Glaube ich nicht.
3.	... bei dem Gefühl von sich auf andere zu schließen?	Ich erwarte vom Chef, dass er sich so verhält, wie ich es tun würde.
4.	... jemand anders dieses Gefühl spüren zu lassen?	Tja, wenn ich nach Hause komme, kriege ich immer Ärger mit der Familie.
5.	... dieses Gefühl umzudrehen und ihm im Nachhinein einen Sinn zu geben?	Nein.
6.	... sich selbst die Schuld zu geben?	Ich denke oft, dass ich es nicht wert bin, geschätzt zu werden.
7.	... allem Belastenden aus dem Weg zu gehen?	Nein.
8.	... sich kleiner zu fühlen, als Sie wirklich sind?	Ich fühl mich oft so wie bei meinem Vater.

Tabelle 9: Eigene Analyse, wie sich Gerümpel tagsüber ansammelt

	Fragen, die klarer werden lassen, wie Sie Gerümpel ansammeln	Ihre eigene Antwort
Unangenehmes Gefühl:	Welches Gefühl hält Sie vom Schlaf ab? **Neigen Sie am Tag dazu ...**	
1.	... das Gefühl nicht wahrzunehmen?	
2.	... das Gefühl auf andere abzuschieben?	
3.	... bei dem Gefühl von sich auf andere zu schließen?	
4.	... jemand anders dieses Gefühl spüren zu lassen?	
5.	... dieses Gefühl rumzudrehen und ihm im Nachhinein einen Sinn zu geben?	
6.	... sich selbst die Schuld zu geben?	
7.	... allem Belastenden aus dem Weg zu gehen?	
8.	... sich kleiner zu fühlen, als Sie wirklich sind?	

Nun nehmen Sie diese von Ihnen selbst gefundenen Verhaltensmuster mit der Selbstakzeptanzübung an: *Auch wenn ich ..., liebe und akzeptiere ich mich so, wie ich bin!*

Zum besseren Einprägen wiederholen wir die **Entrümpelungsanleitung:**

Entrümpelungsanleitung

- **Sich auf das Gerümpel, das Sie entrümpeln wollen,** fokussieren.
- **Wie unangenehm fühlt es sich auf einer Skala zwischen 0 und 10 jetzt an?**
- **Überkreuz- und Fingerberührübung.**
- **Selbstakzeptanzübung bezüglich aller Aspekte Ihres Gerümpels aus den Tabellen 6, 7, 8 und 9.** Hier können Sie ganz nach Belieben zwischen einigen wenigen bis zu ca. einem Dutzend einschränkender Gedanken nach immer dem gleichen Muster bearbeiten: *«Auch wenn ich ..., liebe und akzeptiere ich mich so, wie ich bin.»*
- **Aktives Entrümpeln:** An die negativen Dinge *denken, sie sich intensiv vorstellen oder aussprechen* (z. B.: *«mein Ärger über meinen Chef ...»*) und zeitgleich die 16 Punkte klopfen.
- **Zwischenentspannung:** Der Integrationspunkt auf dem Handrücken wird dabei fortlaufend beklopft, während wir Augenbewegungen machen, summen, zählen und wieder summen.
- **Aktives Entrümpeln:** An die negativen Dinge *denken, sie sich intensiv vorstellen oder aussprechen* (z. B.: *«mein Ärger über meinen Chef ...»*) und zeitgleich die 16 Punkte klopfen.
- Wenn der Stress auf der Skala noch größer als 3 ist, **abwechselnd das aktive Entrümpeln im Wechsel mit der Zwischenentspannung** (ggf. mehrfach) wiederholen; wenn der Stress kleiner/gleich 3 ist, dann kommt die
- **Abschlussentspannung:** Den Integrationspunkt auf dem Handrücken fortlaufend beklopfen und gleichzeitig die Augen vom Boden langsam bis zur Decke gleiten lassen, fünf bis zehn Sekunden nach ganz oben schauen, z. B. die eigene Augenbraue anschauen, die Augen schließen und dann genussvoll ausatmen und mit dem Klopfen aufhören.

Damit es sich noch besser anfühlt

Falls Ihr Stress zwar reduziert ist, das Thema sich jedoch noch nicht so richtig gut anfühlt, können Sie noch eine Übung machen, damit sich der entrümpelte Bereich noch etwas besser anfühlt.

Um den Bereich im Gehirn, wo sich bislang das Gerümpel befand, mit positiven Dingen anzufüllen, könnten Sie sich einen für Sie stimmigen und attraktiven Satz ausdenken, der Ihnen Energie gibt. Er sollte die Anwesenheit von etwas Gewünschtem beinhalten und eine Ich-Aussage sein, z. B.:

«Ich glaube an mich.» Oder: «Ich bleibe gelassen.»

Es kann sich noch besser anfühlen, wenn Sie dem Satz noch etwas voranstellen. Nämlich den Startschuss: Ab jetzt ..., also:

«Ab jetzt glaube ich an mich.» Oder: «Ab jetzt bleibe ich gelassen.»

Zusätzlich könnten Sie auch eine aktive Entscheidung benennen und den Satz mit dem Zusatz ... entscheide ich mich ... formulieren. Also dann:

«Ab jetzt entscheide ich mich, an mich zu glauben.» Oder: «Ab jetzt entscheide ich, dass ich gelassen bleibe.»

Diesen selbstbestärkenden Satz, also dieser positive stärkende Glaubenssatz, der quasi ein Werbeclaim in eigener Angelegenheit ist, können Sie auch laut aussprechen, während Sie die vier Aktivierungspunkte klopfen. Die guten Werbeclaims in eigener Sache kann man auf unterschiedliche Weisen acht Wochen lang (!) zweimal täglich (!) in seinem Gehirn verankern:

- sich laut vorsagen,
- sich im Spiegel anschauen und sich dabei laut vorsagen,
- die vier Aktivierungspunkte klopfen und dabei den Satz laut aussprechen,
- anderen Menschen gegenüber (also vor Zeugen) laut aussprechen; entweder ganz bewusst oder die Sätze im Alltag einfach in einem Gespräch einfließen lassen,

Aktivierungspunkte

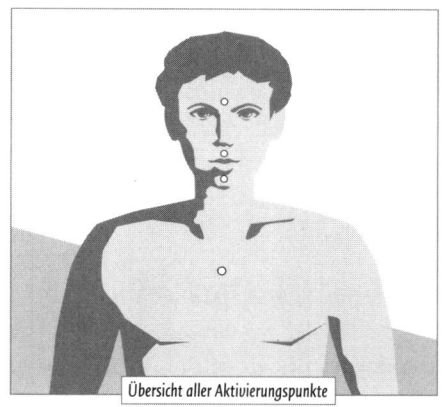

Übersicht aller Aktivierungspunkte

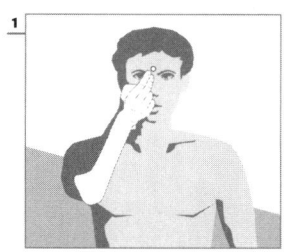

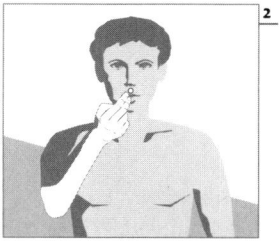

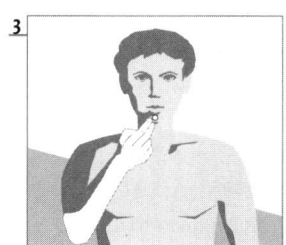

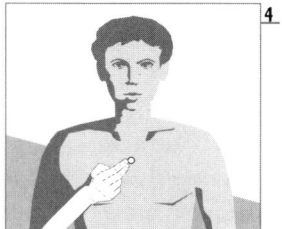

- immer wieder aufschreiben,
- als Satzergänzung aufschreiben, z. B. «*Was ich wirklich will, kann ich auch, weil ...!*»; dabei rufen Sie durch das «_weil_» quasi in sich hinein und bekommen von Ihrem Unbewussten positive Antworten,
- aufschreiben und sichtbar aufhängen, z. B. auch als Bildschirmschoner,
- auf andere Art und Weise die positiven selbstbezüglichen Werbeclaims aktivieren.

Integration des Zielbilds und Zielbildaktivierung

Danach können Sie sich das gewünschte Ziel oder wie Sie sich in der Zukunft bezüglich des von Ihnen entrümpelten Themas erleben möchten, visuell vorstellen, also imaginieren, während Sie mit den Augen ca. 45 Grad nach oben schauen und gleichzeitig den Integrationspunkt auf dem Handrücken klopfen (ca. 30 Sekunden bis zwei Minuten lang). Sie können sich z. B. im Falle einer entrümpelten Schlafstörung nun vorstellen, wie Sie nachts ganz entspannt daliegen und am nächsten Morgen erholt wach werden und aufstehen.

Falls sich nichts ändert – die Big-Five-Lösungsblockaden

Sollten die beschriebenen Klopfübungen die unangenehmen bzw. belastenden Gefühle nicht hinreichend reduzieren oder sich bei den Schlafstörungen keine Besserung einstellen, liegt dies wahrscheinlich an einem der folgenden energieraubenden Beziehungsmuster, den *Big-Five-Lösungsblockaden*[5]:

1. Sie machen sich selbst einen oder mehrere Selbstvorwürfe.
2. Sie machen (immer noch) anderen Menschen einen oder mehrere Vorwürfe.
3. Sie verharren noch in einer Erwartungshaltung (einem anderen Menschen gegenüber), von der Sie sich noch nicht gelöst haben.

Zielbildimagination

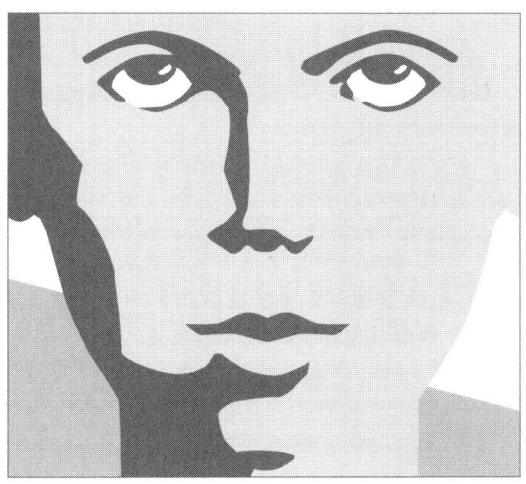

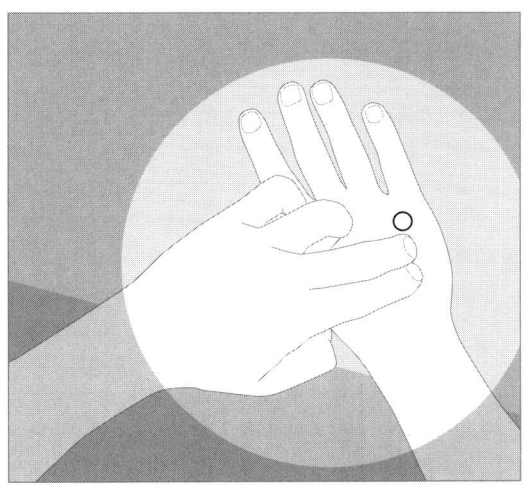

4. Sie schrumpfen innerlich, fühlen sich also kleiner, jünger, hilf-loser, abhängiger, als Sie in Wirklichkeit sind.

5. Sie haben eine (unbewusste) Loyalität anderen (nahestehen-den) Menschen gegenüber, die (auch) nicht erfolgreich, gesund oder glücklich sein konnten, wollten oder durften, bzw. sind loyal einem Wertesystem gegenüber, dem gegenüber man (un-bewusst) nicht illoyal werden will.

Die Entrümpelungsstrategie bei allen Big-Five-Lösungsblockaden liegt in der Selbstakzeptanzübung (S. 117). Bei Selbstvorwürfen und bei Vor-würfen anderen gegenüber folgt jedoch noch eine weitere Übung. Bei Selbstvorwürfen ist es häufig zusätzlich noch sinnvoll und notwendig, eine *Selbstverzeihübung* (S. 157) durchzuführen. Bei Vorwürfen anderen ge-genüber muss häufig noch die *Verantwortung-beim-anderen-belassen-Übung* (S. 158) praktiziert werden, wenn man diese beiden besonders hartnäcki-gen Energie- und Schlafräuber entrümpeln will.

Aber warum sind denn diese fünf eigentlich allzu menschlichen Phä-nomene der Big-Five-Lösungsblockaden überhaupt so gute Konservie-rungsmittel für Schlafstörungen und andere Probleme?

- Bei **Selbstvorwürfen** ist zu beachten, dass man sich zumeist et-was vorwirft, was man in dem Moment gar nicht anders gekonnt oder gewollt hat. Man führt einen Krieg gegen sich selbst. Da ver-wundert es dann nicht, wenn man durch diese interne Kriegsfüh-rung sich selbst im Weg steht.
- Auch **Vorwürfe, die man anderen**, z. B. den eigenen Eltern, Leh-rern, Vorgesetzten, Partnern oder Kollegen, gegenüber **macht**, haben häufig eine massive selbstschwächende Wirkung. Macht man nämlich anderen Menschen Vorwürfe, dass diese einem z. B. Unrecht angetan haben, passiert es leicht, dass man sich in eine Opferrolle zurückzieht und somit selbst schwächt.
- Wenn man **Erwartungen an andere** hat, dann hat man ein Ziel festgelegt, das ein anderer erfüllen muss. Man ist somit abhängig davon, ob dieser dies tut oder nicht. Wir haben uns somit durch

unsere Erwartungshaltung ein Stück vom anderen abhängig *gemacht*. Hierbei ist es übrigens völlig egal, ob unsere Erwartungen inhaltlich gerechtfertigt sind oder nicht. Es geht hier nur um die Beziehungsebene, und auf der haben wir dem anderen Macht über unsere Gefühle gegeben, da wir unser Glück an ein Ziel geknüpft haben, das nur er erfüllen kann.

- Bei dem ja weiter oben auch schon aufgeführten **inneren Schrumpfen**, in der Psychotherapie auch als **Altersregression** bezeichnet, fühlen wir uns wieder kleiner, hilfloser oder jünger, als wir es mittlerweile in Wirklichkeit sind. Man könnte sagen, unser Gehirn vergisst in diesem Zustand tatsächlich, dass wir so alt sind, wie wir sind. Wir stehen einer Herausforderung gegenüber, für deren Bewältigung wir eigentlich unsere gesamte Lebenserfahrung bräuchten, und anstatt diese mit Zuversicht zu bewältigen, schrumpfen wir – übrigens fast immer, ohne dies bewusst mitzubekommen – und beklagen uns dann, dass wir uns der Herausforderung nicht gewachsen fühlen. Hier ist es enorm wichtig, sich zunächst klarzumachen, wie alt und lebenserfahren man in Wirklichkeit ist. Dies hilft oft schon, aus der inneren Schrumpfungsfalle herauszukommen.

- Bei den **Loyalitäten** anderen gegenüber kann es sein, dass man sich nicht erlaubt, glücklicher, zufriedener, gesünder oder erfolgreicher zu sein als die Menschen, denen gegenüber man loyal ist. Das können z. B. Familienangehörige wie Eltern, Großeltern, Geschwister oder auch Partner, Freunde, Kollegen oder andere Menschen, mit denen man sich verbunden fühlt, sein. Hier ist es wichtig, sich bewusstzumachen, ob es für einen selbst wirklich Sinn macht, anderen zuliebe zu leiden bzw. seine eigenen Potenziale nicht zu entwickeln. Hinter den Loyalitäten steckt oft auch die Befürchtung, die Zugehörigkeit zu einer Gruppe zu verlieren. Zugehörigkeit ist ein Grundbedürfnis, somit besteht die Gefahr, dass wir Verlust von Zugehörigkeit als Bedrohung erleben.

Die Big-Five-Lösungsblockaden müssten eigentlich alle Menschen aus dem Effeff kennen, da es die besten Konservierungsmittel für unangenehme Gefühle und für seelisches Leid sind. Wenn Menschen in ihrer persönlichen Entwicklung feststecken, dann stecken sie häufig an mindestens einem der Big Five fest. Auch hinter hartnäckigen Problemen, die Schlafstörungen verursachen, stecken oft die Big-Five-Lösungsblockaden.

Wie man bei Selbstvorwürfen und Vorwürfen anderen gegenüber neben der Selbstakzeptanzübung auch die *Selbstverzeihübung* bzw. die *Verantwortung-beim-anderen-belassen-Übung* machen kann, ist in Arbeitsblatt 1 und 2 ersichtlich (S. 157/158).

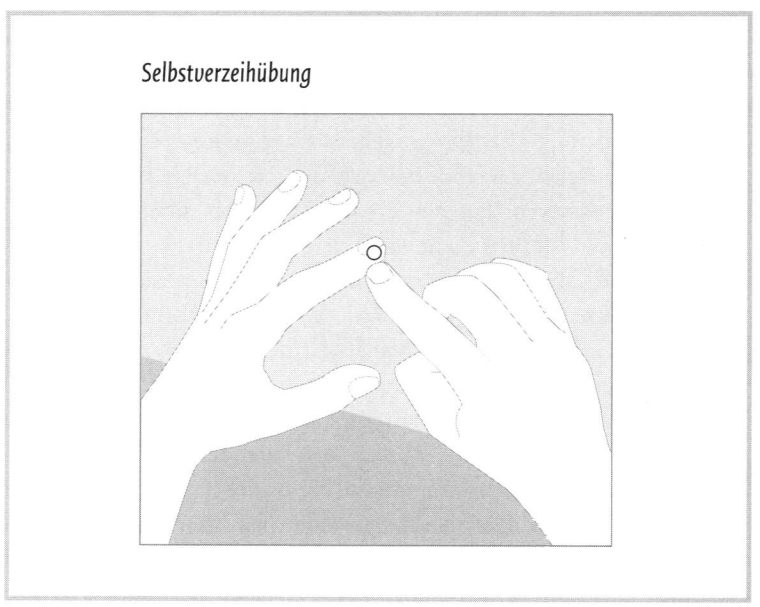

Selbstverzeihübung

Arbeitsblatt 1: Selbstakzeptanz bei Selbstvorwürfen

«Auch wenn ich mir (immer noch) vorwerfe, dass ..., liebe und akzeptiere ich mich so, wie ich bin.» Oder eben eine individuelle Formulierung ggf. Verdünnung der Selbstakzeptanz (siehe S. 117).

Oder:
«Auch wenn ich mir (immer noch) den Vorwurf mache, dass ..., liebe und akzeptiere ich mich so, wie ich bin.»

Nun folgt ein **wichtiger Zwischenschritt**, in dem man sich fragen sollte, **ob man nicht anders konnte oder nicht anders wollte.** Wenn man nicht anders konnte, als so gehandelt zu haben, könnte man noch folgenden Satz zweimal laut aussprechen (dabei den Zeigefinger klopfen, siehe S. 156):

«Und jetzt verzeihe ich mir voll und ganz, da mir klarwird, dass ich nicht anders konnte – und dazu stehe ich jetzt!»

Der Zusatz «und dazu stehe ich jetzt» wird meist als sehr entlastend und selbstwertstärkend erlebt.
Wenn man nicht anders wollte, als so gehandelt zu haben, könnte man folgenden Satz zweimal laut aussprechen:
«Und jetzt verzeihe ich mir voll und ganz, da mir klar wird, dass ich zu diesem Zeitpunkt nicht anders wollte – und dazu stehe ich jetzt!»

Auch der Wille hat ja bekanntlich seine Berechtigung.

Arbeitsblatt 2: Selbstakzeptanz bei Vorwürfen anderen gegenüber

Bei Vorwürfen anderen gegenüber sollte man auf alle Fälle die Selbstakzeptanzübung zweimal laut aussprechen, z.B.: *«Auch wenn ich Papa (oder Mama, Frau Geige, Herrn Lehrer etc.) (immer noch) vorwerfe, mich im Musikunterricht gequält zu haben, liebe und akzeptiere ich mich so, wie ich bin.»*

Jetzt Ihr persönlicher Satz mit den für Sie wichtigen Namen: *«Auch wenn ich … (immer noch) vorwerfe, dass …, liebe und akzeptiere ich mich so, wie ich bin.»*

Auch hier sollte nun der Zwischenschritt erfolgen, indem man sich fragt, ob der andere nicht anders <u>gekonnt</u> oder nicht anders <u>gewollt</u> hatte.
«Auch wenn … nicht anders konnte/wollte, als mir dies anzutun, liebe und akzeptiere ich mich so, wie ich bin, und lasse die gesamte Verantwortung für dieses Verhalten, diese Verletzung bei ihm/ihr!»

Falls man dem anderen Menschen verzeihen möchte, könnte man dies folgendermaßen formulieren. Man sollte jedoch genau in sich hineinspüren, ob sich das *Verzeihen* für einen persönlich tatsächlich stimmig anfühlt.
«Und jetzt verzeihe ich … aus ganzem Herzen, dass er/sie …, da mir jetzt klarwird, dass er/sie nicht anders konnte!»

Wenn jemand nicht anders gewollt hat, könnte man ihm theoretisch auch verzeihen, in den allermeisten Fällen fühlt sich dies jedoch überhaupt nicht stimmig an.

Es empfiehlt sich, bei dem Thema Vorwürfe zu bedenken, dass man selbst es ist, der leidet, wenn man sich oder anderen einen Vorwurf macht. Außerdem erreichen ja Vorwürfe, die man anderen macht, diese meist nicht wirklich, geschweige denn, dass sie beim Gegenüber unbedingt als belastend erlebt werden. Gemäß der folgenden Vermutung:

Während ich diesem Menschen gerade einen Vorwurf mache und mich dabei quäle, sitzt dieser womöglich entspannt auf irgendeiner Terrasse, schaut aufs Meer hinaus, genießt sein Leben und schlürft dabei vielleicht gerade einen Campari.

Man erreicht also diejenigen, auf die man ärgerlich oder wütend ist, auf die man einen Groll hat, nicht wirklich, vielleicht will man das auch gar nicht. Wofür sollte es dann gut sein? Im günstigsten Fall ist Ärger ein handlungsmotivierendes Gefühl. Aber dann sollte man sich auch überlegen, in welche Handlung der Ärger münden könnte (z. B. Meinung sagen, Kontakt abbrechen etc.).

Sollte man sich oder anderen weiterhin Vorwürfe machen wollen, darunter aber leiden, könnte man folgende Selbstakzeptanzübung machen und dabei den Selbstakzeptanzpunkt reiben.
Bei Selbstvorwürfen: *«Auch wenn ich lieber weiter leide, anstatt mir zu verzeihen, liebe und akzeptiere ich mich so, wie ich bin.»*
Bei Vorwürfen anderen gegenüber: *«Auch wenn ich lieber weiter leide, anstatt die Verantwortung bei ... (Name eintragen) zu belassen, liebe und akzeptiere ich mich so, wie ich bin.»*

Man könnte auch einfach nur mal für ein paar Stunden so tun, als würde man sich selbst verzeihen bzw. die Verantwortung bei dem zu belassen, dem man einen Vorwurf macht, und neugierig reinspüren, was das für einen Unterschied macht. Bei eigener realer Schuld geht es natürlich immer erst darum, die Verantwortung für das Getane zu übernehmen. Ferner ist es wichtig, für einen Ausgleich zu sorgen. Das heißt, sich um Wiedergutmachung zu bemühen bzw. irgendetwas Gutes in die Welt zu bringen, das vielleicht als eine Art *Ausgleich* dienen könnte.

Praxis in der Nacht:
guten Schlaf finden

Notizen

Am besten ist es, Sie schaffen sich einen Block oder ein kleines Büchlein an. Legen Sie es zusammen mit einem Stift auf Ihren Nachttisch. Falls Sie schon heute damit beginnen möchten und kein Buch zur Hand haben, nehmen Sie einfach einen Zettel und einen Stift, wenngleich ein eigens dafür besorgtes Schlafentrümpelungsbuch sinnvoller ist. In dieses Büchlein oder auf diesen Block kann man nachts, wenn man wach wird, die Dinge notieren, die in der Nacht auftauchen. Gedanken, die man nicht vergessen will, Dinge, die zu erledigen sind, Gefühle, die man nicht loslassen kann, oder Probleme, die das Kreisen der Gedanken verursachen.

Am besten legt man alles nieder, schreibt alles auf, lässt alles raus aus seinem Kopf; so enräußert man sich dieses nächtlichen Gerümpels. Damit entlasten wir unser Gehirn! Es braucht nur keine Endlosschleife mehr zu drehen, um ja nichts zu vergessen. Der Schlaf dient unter anderem zum Abspeichern von Informationen. Nachts findet die Übertragung in den Langzeitspeicher statt. Unser Gehirn ist also auf Abspeichern und nicht auf Lösen eingestellt, und so kommt es nachts zu den unproduktiven Endlosschleifen.

Wir alle kennen, dass wir nachts Gedanken hatten, die zwingend logisch waren oder die wie eine ideale Lösung erschienen und am nächsten Morgen dann doch wieder vergessen waren. Wir wissen nur noch, dass wir an einer Nuss gekaut haben, und glaubten sie geknackt zu haben. Ein unruhiger Schlaf ist die Folge. Um diesen zu vermeiden, helfen Notizen, damit Ihr Gehirn entlastet ist.

Schreiben Sie also nieder, was Sie beschäftigt, damit entrümpeln Sie Ihr Gehirn, bevor es zumüllt und Sie vor lauter Müll nicht zum Schlafen kommen. Sehr interessant kann es sein, die Notizen am nächsten Morgen durchzulesen. Dann kann man sich um die Dinge kümmern, die man sich notiert hat. Viele Menschen haben die Erfahrung gemacht, dass eine solche Entrümpelungsanleitung sehr hilfreich ist.

Und übrigens: Man braucht nachts kein Licht anzumachen. Das würde einen nur wecken. Man kann auch im Dunkeln schreiben. Es kommt nur darauf an, dass man es am nächsten Morgen einigermaßen lesen oder erahnen kann, was man nachts gemeint hat. Aber: Man sollte nicht vergessen, diese Dinge am nächsten Tag anzugehen. Denn sonst glaubt uns unser Gehirn das nächste Mal nicht, dass wir es tun werden. Gehen Sie sorgsam und fürsorglich mit sich um. Andere kann man täuschen, sich selbst nicht.

Den Sinn dieser Notizen macht folgendes Fallbeispiel deutlich:

Einen Haken hinter die Gedanken machen

Ein Manager mit Schlafstörungen arbeitete nachts weiter an den Problemen, die er tagsüber nicht zu seiner Zufriedenheit gelöst hatte. Er lag wach und dachte an die unterschiedlichen Möglichkeiten der Betrachtungen und Herangehensweisen. Als ihm vorgeschlagen wurde, dass er sich die Gedanken nachts aufschreiben sollte, guckte er etwas misstrauisch und sagte nicht viel, außer, dass er es probieren würde. Beim nächsten Treffen sagte er, er habe sehr gut geschlafen und keine Probleme mehr. Er habe alles notiert und innerlich einen Haken hinter die Gedanken gemacht, als sein Signal, dass er sie verstanden und erledigt hatte. Er meinte, er habe es doch für eine etwas simple Übung gehalten, aber er sei sehr überrascht, dass sie funktioniert habe.

Praktisches Klopfen

Nun kommen wir zu Ihren Problemen in der Nacht. Wie kann man die Techniken, die man am Tag schon einmal ausprobieren konnte, in der Nacht anwenden, um besser schlafen zu können?

Nachts quälen uns meist entweder Gedanken, Gefühle oder Handlungsaufforderungen für den nächsten Tag. Man sollte sich daher kurz aufschreiben (siehe Notizen in der Nacht), was einen gerade beschäftigt. Sollten diese Dinge einen sehr stark beschäftigen, kann man sie mit der Selbstakzeptanzübung (siehe S. 117) bearbeiten. Bei übermäßig starken Gefühlen kann man diese mit dem Fokus auf diese Gefühle klopfen und damit entrümpeln. Das ist aber nur nötig, wenn es wirklich starke Gedanken und Gefühle sind.

Im Allgemeinen kann man nachts, wenn man wach liegt und nicht schlafen kann, das Klopfen mit dem inneren Fokus auf die Schlafstörung verwenden. Am besten macht man zunächst eine Überkreuzübung (S. 114) im Bett und in der Folge eine Selbstakzeptanz seiner Schlafstörung. Danach sollte man sich auf sein Problem fokussieren, nicht einzuschlafen, und die 16 Punkte klopfen (S. 124). *Gut ist es, dabei aufmerksam zu sein, an welchen Stellen man vielleicht gähnen muss. Sollte es solche Punkte geben, dann sollte man an diesen Punkten so lange weiterklopfen, bis man ausgiebig gegähnt hat. Diese Punkte kann man sich ruhig merken.* Danach passt es gut, eine Zwischenentspannung (S. 128) zu machen, um das Erlebte zu festigen und zu integrieren. Man kann sich noch eine positive Affirmation (S. 150) suchen, die zu einem passt. Dies könnte z. B. sein: «Ich bin ruhig und gelassen.» Oder: «Ich lasse geschehen.» Nun am besten ruhig liegen bleiben und abwarten, was passiert.

Sollte man nach kurzer Zeit nicht eingeschlafen sein, kann man die Punkte erneut klopfen, bei denen man gegähnt hat, oder eben einfach alle 16 Punkte durchklopfen. Danach kann man wieder eine Zwischenentspannung oder eine Abschlussentspannung (S. 131) machen. Einige Menschen klopfen auch einfach mehrere Durchgänge direkt hintereinander, bis sie einschlafen.

Entrümpelungsanleitung
für die Anwendung in der Nacht

- Notizen in der Nacht, wenn Sie etwas beschäftigt.
- Wenn es Sie sehr beschäftigt, entrümpeln Sie zunächst diese Gedanken und Gefühle.
- Wie unangenehm fühlt es sich auf einer Skala zwischen 0 und 10 jetzt an?
- Fokussieren Sie sich auf das Gerümpel, was Sie entsorgen wollen.
- Selbstakzeptanzübung bezüglich all dieser Aspekte.
- **Aktives Entrümpeln:** An die negativen Dinge denken, sie sich intensiv vorstellen (z. B.: *«mein Ärger über meinen Chef ...»*) und zeitgleich die 16 Punkte klopfen.
- Wie unangenehm fühlt es sich auf einer Skala zwischen 0 und 10 jetzt an?
- Sollten Sie einfach nur hellwach sein, oder wenn Ihre Gedanken und Gefühle nicht so aufwühlend sind, starten Sie ab diesem Punkt.
- Überkreuzübung.
- **Selbstakzeptanzübung bezüglich Ihrer Schlafstörung.** Hier können Sie sich auf Ihre Schwierigkeit, zu schlafen, fokussieren, z. B. *«Auch wenn ich nicht schlafen kann, liebe und akzeptiere ich mich so, wie ich bin.»*
- **Aktives Entrümpeln:** An die Schwierigkeit einzuschlafen denken (z. B.: *«meine Schwierigkeit einzuschlafen ...»*) und zeitgleich die 16 Punkte klopfen.
- Merken Sie sich die Punkte, an denen Sie gähnen müssen. Klopfen Sie diese so lange, wie Sie intensiv gähnen.
- **Zwischenentspannung:** Der Integrationspunkt auf dem Handrücken wird dabei fortlaufend beklopft, während wir Augenbewegungen machen, summen, zählen und wieder summen. Das Summen und Zählen kann auch stumm erfolgen!

- **Positive Affirmation, z. B.: «Ich bin ruhig und gelassen.» Oder: «Ich lasse geschehen.»**
  Legen Sie sich gemütlich in Ihre Lieblingsposition und lassen Sie geschehen, was geschieht.
- **Sollten Sie nicht bald eingeschlafen sein:**
- **Wiederholen Sie die Selbstakzeptanz mit** z. B.: *«Auch wenn ich immer noch nicht schlafen kann, liebe und akzeptiere ich mich so, wie ich bin.»*
- **Aktives Entrümpeln:** An die Schwierigkeit einzuschlafen denken (z. B.: *«meine Schwierigkeit einzuschlafen ...»*) und zeitgleich die Punkte klopfen, an denen Sie gegähnt hatten. Bitte so lange klopfen, bis Sie wieder gähnen müssen, oder alle 16 Punkte erneut klopfen.
- **Zwischenentspannung.**
- **Abschlussentspannung:** Klopfen Sie den Integrationspunkt auf dem Handrücken fortlaufend und gleichzeitig die Augen von der Bettdecke bis zur Zimmerdecke gleiten lassen, fünf bis zehn Sekunden nach ganz oben schauen, z. B. die eigene Augenbraue anschauen, die Augen schließen, genussvoll ausatmen und mit dem Klopfen aufhören.

Weitere Tipps:
- Viele Menschen benötigen zwei Durchgänge des Klopfens, um in den Schlaf zu kommen. Einige wenige brauchen nur einen, andere brauchen drei Durchgänge. Probieren Sie aus, was für Sie hilfreich und ausreichend ist.
- Oft kommt es gar nicht zur Zwischenentspannung oder der Abschlussentspannung, einfach deshalb, weil Sie eingeschlafen sind.
- Haben Sie Ihre individuellen Punkte gefunden, an denen Sie nachts gähnen müssen, probieren Sie diese in den folgenden Nächten wieder aus, ob Sie wieder gähnen müssen. Wenn ja,

dann können Sie sich in der Folge auf das Klopfen dieser Punkte beschränken. Damit geht es schneller, einzuschlafen.

- Beim Klopfen empfiehlt es sich übrigens, sich ein Kissen unter den Arm zu legen, damit Sie entspannt im Liegen das Klopfen durchführen können.
- Machen Sie die Übungen mit geschlossenen Augen.
- Das Fokussieren, Summen und Zählen können Sie auch still im Kopf durchführen, um Ihren Partner, der eventuell still neben ihnen liegt und schläft, nicht zu wecken.
- Probieren Sie es einmal aus, ein Schlaflied zu summen, seien Sie gespannt, welches Lied Ihnen einfällt und ob es Sie in eine ruhige Stimmung versetzt.
- Probieren Sie es einfach mal aus, wie es ist, wenn Sie sich nur vorstellen, wie Sie die Punkte klopfen und welche sich vielleicht besonders angenehm anfühlen.

Wenn sich Gerümpel festgesetzt hat

Sollte es Gerümpel geben, das besonders hartnäckig ist und sich auch nach intensivstem Bemühen aus Ihrem Kopf nicht oder nur unzureichend entrümpeln lässt und Sie nicht zu einem besseren Schlaf gelangen lässt, dann sollten Sie es sich gönnen, einen professionellen Entrümpelungsexperten hinzuzuziehen.

Wir wünschen Ihnen Spaß, Erfolg und Erfüllung, wenn Sie dann Ihren Kopf mit für Sie energiespendenden, erfüllenden, beglückenden, lustvollen, kreativen oder was auch immer für positiven Dingen füllen, weil Sie nun durch einen guten Schlaf Kraft und Energie für ganz andere Dinge haben.

Eines gilt es allerdings immer zu bedenken: Wir müssen wachsam sein, da unser Kopf eine gewisse Tendenz hat, immer wieder neues Gerümpel anzusammeln.

Nun sind wir gespannt, auf welche Art und Weise auch Sie zu einem ruhigen Schlaf gelangen. Wir wünschen Ihnen auf jeden Fall ein gutes Gelingen! Wir freuen uns über Rückmeldungen, wie Sie diese neue Form, selbstwirksam zu einem guten Schlaf zu gelangen, für sich umsetzen konnten. Wir hoffen, dass Sie sich anhand der **Entrümpelungsanleitung** von energieraubendem und störendem Ballast befreien konnten und dadurch in Ihrer Wohnung, Ihrem Haus und in Ihrem Kopf sowie Ihrem Bett ein gutes Feng Shui herrscht und die Energie, nennen Sie sie Qi oder wie auch immer, gut fließen kann.

Persönlich wünschen wir Ihnen, dass Sie Ihr Leben lang von den drei guten energetischen Hausgeistern *Achtsamkeit*, *Selbstfürsorglichkeit* und *Wertschätzung* umgeben und erfüllt sein mögen. Diese haben eine Eigenart, von der Sie profitieren dürften: Sie sind ansteckend. Es ist also sehr gut möglich, dass andere Menschen sich bei ihnen anstecken.

Hilfe

Falls Sie Unterstützung bei der Entrümpelung ihrer Schlafstörungen mittels eines Entrümpelungs-Coachings einzeln oder auch in Gruppen wünschen, nehmen Sie doch einfach Kontakt auf mit:

Gudrun Klein
www.gudrun-klein.de
e-Mail: klein.gudrun@t-online.de

Michael Bohne
Fortbildung für Therapeuten, Ärzte und Coaches in Prozess- und Embodimentfokussierter Psychologie (PEP), der Klopftechnik für therapeutische und beraterische Profis:
www.dr-michael-bohne.de
e-Mail: post@dr-michael-bohne.de

Anmerkungen und Literaturhinweise

Einleitung

Bohne, M.: Einführung in die Praxis der Energetischen Psychotherapie. Carl Auer, Heidelberg 2008

Bohne, M.: Klopfen mit PEP. Carl Auer, Heidelberg 2010

Schlafstörung – was nun?

1 DAK-Gesundheitsreport 2010, Robert Koch Institut, 2005

2 NISAS-Studie, 2000, zitiert nach Robert Koch Institut, 2005

3 Weber, C.: Süddeutsche Zeitung: «Die Nacht ist nicht allein zum Schlafen da», 25. 09. 10

4 Spork, P.: Die Zeit: «Wir Unausgeschlafenen», 28. 10. 10

5 NDR: Visite, Sendung am 05. 10. 10

6 Tchibo im Oktober 2010

7 Zitiert nach Robert Koch Institut; Statistisches Bundesamt, Heft 27: Schlafstörungen, 2005

8 Zitiert nach Zulley, J.: So schlafen Sie gut! Zabert Sandmann, München 2008.

9 ICSD: International classification of sleep disorders in American Academy of Sleep Medicine, Rochester, Minnesota, 2001

10 Zitiert nach Staedt, J., Riemann, D.; Diagnostik und Therapie von Schlafstörungen, Stuttgart 2007

11 Zitiert nach Müller, T., Paterok, B.: Schlaftraining, Hogrefe, Göttingen 2010

12 Siehe Staedt, J., Riemann D. (siehe Anm. 10)

13 Riemann, D., zitiert nach Deutsches Ärzteblatt PP, Heft 11, S. 486, November 2010

Schlafstörendes Gerümpel

1 Kingston, K.: Feng Shui gegen das Gerümpel des Alltags, Rowohlt Taschenbuch Verlag, Reinbek bei Hamburg 2009

2 Siehe Storch, M.: Machen Sie doch, was Sie wollen! Huber, Bern 2010

3 Siehe Storch, M.

4 Siehe Watzlawick, P.: Anleitung zum Unglücklichsein, Piper, München 1983

5 Rizzolatti, G., Sinigaglia, C.: Empathie und Spiegelneuronen. Die biologische Basis des Mitgefühls, Suhrkamp Verlag, Frankfurt am Main 2008

6 Zitiert nach Bauer, J.: Warum ich fühle, was Du fühlst, Wilhelm Heyne Verlag, München 2006

7 Siehe Bohne, M.: Feng Shui gegen das Gerümpel im Kopf, Rowohlt Taschenbuch Verlag, Reinbek bei Hamburg 2009

8 Die Übung wird in Zwölf-Schritte-Programmen verwendet, sie stammt von Reinhold Niebuhr (USA, 1892–1971).

Wie sich schlafstörendes Gerümpel ansammelt

1 Johann Wolfgang von Goethe (1749–1832)

Guten Schlaf ermöglichen: Schlafhygiene

1 Zitiert nach Staedt, J., Riemann, D. (siehe Anm. 10)

2 Treusch, D.: Klopfen gegen Rauchen, Rowohlt Taschenbuch Verlag, Reinbek bei Hamburg 2008

Die Entrümpelungsanleitung:
Guten Schlaf finden

1 Die Entrümpelungsanleitung entspricht in einigen Teilen derjenigen im Buch «Feng Shui gegen das Gerümpel im Kopf». Sie ist hier jedoch für das Thema Schlafstörungen angepasst worden.

2 Bartels, A., Zeki, S.: Hals über Kopf. Was passiert, wenn man Verliebte zum Hirnscan in den Computertomografen schiebt? In: Gehirn & Geist, Nr. 1, 2007, S. 12–13

3 Tanizaki Jun'ichiro: Lob des Schattens, Manesse Verlag, Zürich 1987

4 Z. B. Hempen, C.-H.: dtv-Atlas Akupunktur, Deutscher Taschenbuch Verlag, München 2001. Oder: Müller, J. V.: Den Geist verwurzeln. Die Namen der Akupunkturpunkte als Bindestrich der Psycho-Somatik, Verlag Müller & Steinicke, München 2001

5 Die Beschreibung der Big-Five-Lösungsblockaden ist angelehnt an das Kapitel «Wenn das Klopfen nicht funktioniert» in dem Buch: Bohne, M.: Bitte Klopfen. Anleitung zur emotionalen Selbsthilfe, Carl Auer Verlag, Heidelberg 2011, S. 44–49

Über die Autoren

Dr. med. Michael Bohne ist Facharzt für Psychiatrie und Psychotherapie. Er ist einer der renommiertesten Ausbilder in Energetischer Psychologie und gefragter Referent auf vielen Tagungen und Kongressen. Sein Anliegen ist es, die Klopftechniken von unnötigem Ballast zu befreien und sie somit einer wissenschaftlichen Betrachtungsweise zugänglich zu machen. Michael Bohne bildet Psychotherapeuten, Coaches, Ärzte und Heilpraktiker in PEP (Prozess- und Embodimentfokussierte Psychologie), einer Weiterentwicklung der Klopftechniken, aus.

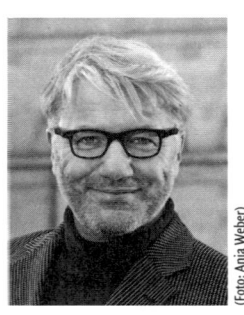

(Foto: Anja Weber)

Er arbeitet darüber hinaus schwerpunktmäßig als Auftritts-Coach für Opernsänger und klassische Musiker. Im Rahmen dieser Tätigkeit trainiert und coacht er verschiedene Profi-Orchester und Opernhäuser im Bereich High Peak Performance und effizientes Stressmanagement. Gastdozenturen und Lehraufträge an verschiedenen Musikhochschulen für den Bereich Probespiel-Training und Auftritts-Coaching. Ferner trainiert er als Auftritts-Coach die Fernseh- und Radiomoderatoren von ARD und ZDF. Michael Bohne arbeitet als externer Coach und Trainer für verschiedene Unternehmen, wie z. B. NDR, NORD/LB, VW Coaching u. a. Er war Coach und Berater des Club of Rome Deutschland (Schulprojekt, Club-of-Rome-Schule). Mehr über Michael Bohne unter www.dr-michael-bohne.de, Kontakt: post@dr-michael-bohne.de.

Gudrun Klein arbeitet in eigener Praxis als Psychologische Psychotherapeutin mit dem Schwerpunkt Psychosomatik. Sie hat langjährige Erfahrung mit der Behandlung von Schlafstörungen. Im Coaching sind Schlafstörungen, Burnout und körperliche Symptome ein besonderer Beratungsanlass von ihr. Sie hat das Konzept der Energetischen Psychologie auf das Problem der Schlafstörung angepasst und viele Erfahrungen mit Klienten und Coachees gesammelt, die als 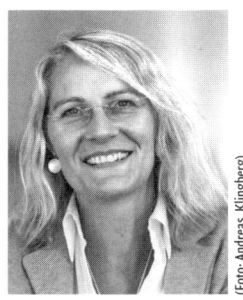 Fallbeispiele in das Buch eingeflossen sind. Sie hält Vorträge und Workshops zum Thema Schlafstörungen. Von ihr ist das methodenintegrative Ausbildungsinstitut für Tiefenpsychologie (TIB) wesentlich mitbegründet worden. Darin ist sie als Dozentin, Selbsterfahrungsleiterin und Supervisorin tätig. Mehr über Gudrun Klein unter www.gudrun-klein.de, Kontakt: klein.gudrun@t-online.de.

(Foto: Andreas Klingberg)

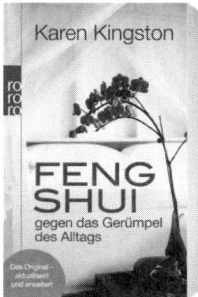

Karen Kingston
Feng Shui gegen das Gerümpel
des Alltags
Richtig ausmisten
Gerümpelfrei bleiben

Wie wir uns mit Feng Shui von unnötigem Ballast befreien und endlich Ordnung und mehr Energie in unser Leben bringen, zeigt die weltbekannte Feng Shui-Expertin Karen Kingston. rororo 62584

Feng Shui
Die Kunst, sich und seine Umwelt in Einklang zu bringen

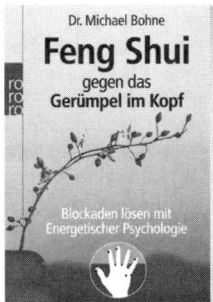

Michael Bohne
Feng Shui gegen das Gerümpel
im Kopf
Blockaden lösen mit energetischer
Psychologie
Da wo Karen Kingston aufhören musste, geht Michael Bohne weiter. Ein Buch, mit dem jeder sein Denken und Fühlen selbstständig ordnen und wieder in den Griff bekommen kann. rororo 62243

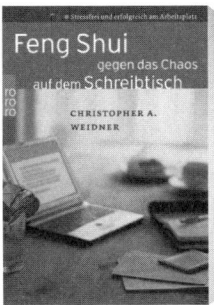

Christoph A. Weidner
Feng Shui gegen das Chaos
auf dem Schreibtisch
Stressfrei und erfolgreich am
Arbeitsplatz
Ordnung auf dem Schreibtisch schaffen, im Beruf Erfüllung und Erfolg erreichen – dieser Ratgeber hilft, die Vision unseres Lebens in Einklang mit unseren Talenten und Fähigkeiten zu bringen. rororo 61678

Weitere Informationen in der Rowohlt Revue *oder unter* www.rororo.de

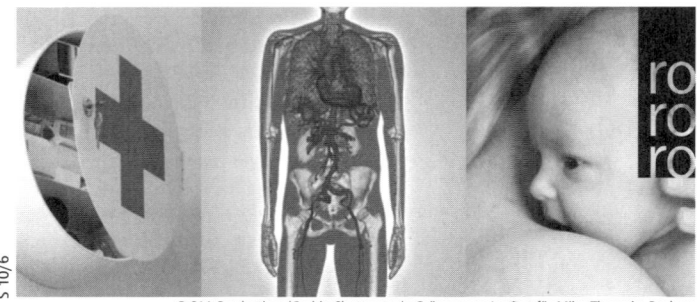

Kompetente Ratschläge, Tipps und Antworten für ein gesundes Leben

Petra Lukasch
Leichter durchs Leben
Ohne Diät für immer schlank.
Erfolgsrezepte einer Bäckersfrau
rororo 62324

Dr. Johannes G. Mayer
Das geheime Heilwissen der
Klosterfrauen. rororo 62373

Susanne Holst
Klug essen – gesund bleiben
rororo 62381

Uta König
Wir wollen ein Baby
rororo 61561

Mechthild Scheffer
Die Original Bach-Blüten-
Therapie zur Selbstdiagnose
rororo 61939

Geneen Roth
Essen als Ersatz
Wie man den Teufelskreis
durchbricht
rororo 61965

Dietrich Grönemeyer
Grönemeyers neues Hausbuch
der Gesundheit
Das umfassende Nachschlagewerk
bei medizinischen Fragen und
Problemen von Deutschlands
bekanntestem und beliebtestem
Arzt.

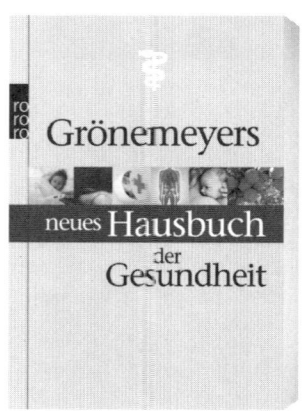

rororo 62571

Weitere Informationen in der Rowohlt Revue oder unter www.rororo.de

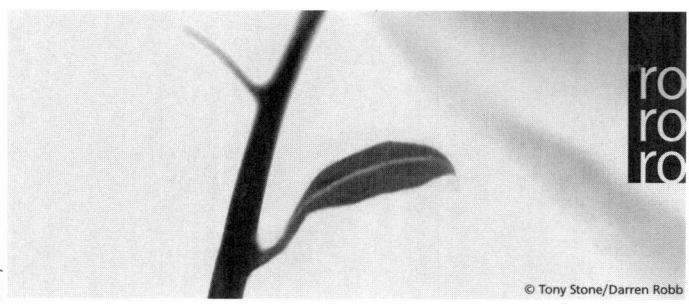

© Tony Stone/Darren Robb

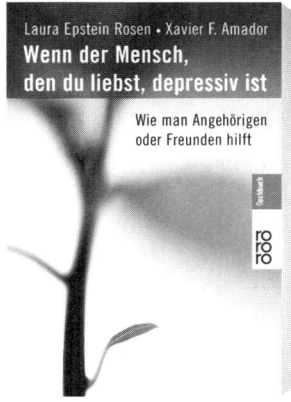

S 30/2

Lebenshilfe bei rororo

Stress, Depression, seelische Problemzonen – und die Kunst, sie zu überwinden

Wayne W. Dyer
Der wunde Punkt
Die Kunst, nicht unglücklich
zu sein. Zwölf Schritte
zur Überwindung unserer
seelischen Problemzonen
rororo 17384

Daniel Hell
Welchen Sinn macht
Depression?
Ein integrativer Ansatz
rororo 62016

Edward M. Hallowell/
John Ratey
Zwanghaft zerstreut
oder Die Unfähigkeit,
aufmerksam zu sein
rororo 60773

Frederic F. Flach
Depression als Lebenschance
Seelische Krisen
und wie man sie nutzt
rororo 61111

Reinhard Tausch
Hilfen bei Streß und Belastung

Was wir für unsere Gesundheit
tun können
rororo 60124

Laura Epstein Rosen/
Xavier F. Amador
Wenn der Mensch, den du
liebst, depressiv ist
Wie man Angehörigen oder
Freunden hilft

rororo 61331

Weitere Informationen in der Rowohlt Revue *oder unter* www.rororo.de

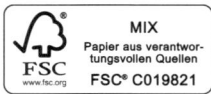